Olivia Moogk

Gesund mit Feng Shui

Lebenskraft in Harmonie mit der Natur

Lüchow

Hinweis: Die Informationen in diesem Buch sind sorgfältig und nach bestem Wissen recherchiert. Eine Garantie kann von Autorin und Verlag dennoch nicht übernommen werden; eine Haftung für Personen-, Sach- und Vermögensschäden ist ausgeschlossen. In medizinischen Fragen ist der Rat ihres Arztes oder Heilpraktikers maßgebend.

Originalausgabe

Umschlaggestaltung: Margret Russer, München
Umschlagfoto: © Iconica/Keller + Keller photography/Getty Images
Satz: Rund ums Buch – Rudi Kern, Kirchheim/Teck
Druck und Bindung: Clausen & Bosse, Leck
Printed in Germany
ISBN 3-363-03100-9
ISBN 978-3-363-03100-3
www.luechow-verlag.de

Olivia Moogk
Gesund mit Feng Shui

INHALT

VORWORT

Wie kann Feng Shui Ihr Leben verändern? Vielleicht hilft Ihnen eine Beobachtung, die ich an mir selbst gemacht habe. Ich bin heute 48 Jahre jung und gesünder als mit 25, als ich noch nichts von Feng Shui wusste. Leider erfuhr ich erst während meines Studiums der Traditionellen Chinesischen Medizin in China von dieser wunderbaren Lehre, die mich nicht mehr losgelassen hat. Frisch aus China zurückgekehrt, musste ich zu meinem Entsetzen feststellen, dass ich eine Exotin war und meine Begeisterung nicht verstanden wurde. Feng Shui galt als Kampfkunst, manchmal auch als eine Speise, eine neue Sushi-Variante etwa. Aber ich gab nicht auf. Ich entwickelte neue Ideen, die Botschaft von den Energiewirkungen der Räume, die ich in China erfahren hatte, anderen zu vermitteln.

In den achtziger Jahren organisierte ich meine erste Home-Energie-Party. Sie hatte einzig und allein den Zweck, das Wissen von Feng Shui so schnell wie möglich zu transportieren. Ich lud dazu in erster Linie Mediziner ein, denn sie waren es, die sich mit den Krankheiten ihrer Patienten beschäftigten. Sie hatten bis dahin nicht gewusst, dass es wesentliche Parameter in den umgebenden Räumen gab, die die Gesundheit nachhaltig beeinflussen konnten. Ich demonstrierte es ihnen an zahllosen Beispielen. Es waren nicht nur Störzonen, wie Wasseradern und Netzgitterzonen, zu denen ich später noch kommen werde, die ihren Patienten zu schaffen machten. Nicht nur Farben gingen auf die Gemüter der Patienten. Es waren *Chi*-Parameter, mit denen die Gesundheit gesteigert oder bedroht werden konnte.

Die Mediziner konnten es selbst erleben: Verspannungen traten auf, wenn man sich nur einer hervorspringenden Wandecke aussetzte, Kopfschmerzen wurden unter Balken gefördert, und in trockenen Räumen litten die Schleimhäute. Sie erfuhren durch meine Demonstrationen, dass der Mensch nicht losgelöst vom Raum und seiner Umgebung betrachtet werden durfte, und das gerade die Umgebung so beeinflussbar war, dass die Gesundheit der darin lebenden Menschen gesteigert werden konnte.

Die erste Energie-Party war ein voller Erfolg und ermunterte mich, weiterzumachen. Weiterzumachen mit Vorträgen, Demonstrationen und Hausberatungen. Ich kam aus dem medizinischen Bereich und nichts lag mir mehr am Herzen, als Menschen zu helfen. Es galt, die Wechselbeziehungen zwischen Mensch und Raum zu begreifen und zu verstehen, denn selbst wenn wir nichts von ihnen wissen, spüren wir die Wirkungen doch. So konnte beispielsweise ein kleines dreijähriges Mädchen nachts nicht schlafen, weil ihr Bettchen unter einer bis zum Dach offenen Decke stand. Die Eltern fanden es fast jeden Morgen neben dem Bett auf dem Boden liegend. Oder nehmen wir das Beispiel einer älteren Frau, die über das so genannte Schulter-Arm-Syndrom klagte und gern auf der Seite schlief. Sie zeigte mit dem Rücken zu einer hervorstehenden Schrankkante, die ihr nachts zusetzte. Oder betrachten wir den Fall eines Jungen, der sich nicht konzentrieren konnte, wenn er seine Schularbeiten an einem Schreibtisch mit Blick aus dem Fenster machen sollte. Dort störte der kahle Stamm einer Tanne seine Aufmerksamkeit, und er konnte erst wieder an seinem Schreibtisch sitzen, als wir diesen umgestellt hatten.

Ich könnte noch viele dieser Beispiele aus der Praxis vorbringen. Damals wie heute ging es mir darum, Störfaktoren zu erkennen, zu vermeiden und neue, wohltuende Energien in Räumen zu erzeugen. So ließ ich in meinen Bemühungen nicht nach und verbreitete mit jedem Jahr das Wissen um die Lehre des Feng Shui weiter, bis ich mein erstes Buch schrieb. Jetzt sind es schon acht Bücher, und ich hoffe, dass ich viele Menschen erreiche und ihnen von den Wundern erzählen kann, die Feng Shui in ihrem Leben zu vollbringen vermag. Meine von Musik und gesunden Häppchen begleiteten Home-Partys hatten von Jahr zu Jahr mehr Anhänger aus der Ärzteschaft. Glauben Sie mir, ich konnte nicht nur anderen helfen, ich half natürlich auch mir selbst und meiner Familie. Heute, nach fast 20 Jahren Arbeit mit Feng Shui, kann ich zu Recht sagen: Feng Shui wirkt! Selbst in zunehmendem Alter verbessert sich das Leben – und nicht umgekehrt. Denken Sie einfach an eine Geschichte, die auch in Ihrem Leben wahr werden kann. Es ist eine wahre Geschichte, die ich stets vor Augen habe. Sie wurde mir von Christa Schaffrick erzählt, die mit dem Indianerhäuptling Yellowtail zusammen gelebt hatte. Mit achtzig Jahren war für ihn die Zeit gekommen, sich zu verabschieden, von dieser Welt zu scheiden und fortzugehen. Ja, Sie lesen richtig: Er ging fort und siechte nicht dahin. Nachdem er alle eingeweiht hatte in das, was nach seinem Ableben zu tun sei, gab er sein letztes Fest, tanzte mit seiner Frau Christa und den Indianern bis in die Morgenstunden, verabschiedete sich und legte sich für immer nieder, um in eine andere Welt zu gehen. Wollen Sie nicht auch so von dieser Welt scheiden? Ist es nicht erstrebenswert? Für mich steht fest, dass jeder das kann, wenn einer es kann. Tun wir es ihm gleich und betrachten das Leben auf der Erde als ein Fest im Einklang mit den Elementen der Natur. Und wenn wir gerufen werden, dann folgen wir dem Ruf des Universums und gehen in die andere Welt hinüber …

Ich lade Sie in diesem Buch dazu ein, Ihre eigenen Erfahrungen zu sammeln, Ihr Leben zu bereichern und Ihre Gesundheit zu steigern.

1
WAS IST FENG SHUI?

Feng Shui ist eine Jahrtausende alte Kunst und Wissenschaft, die sich darauf bezieht, die *Chi* genannte Energie, die im Menschen genauso wie in seiner Umgebung existiert, zu studieren und sie mit sich in Einklang zu bringen. Dazu ist es natürlich notwendig, dass man zunächst erkennt, was störende Energien sein können, um diese zu eliminieren, und andererseits wohltuendes Chi anzuziehen.

Da Chi nicht mit bloßem Auge zu sehen ist, möchte ich Ihnen diese einzigartige Kraft zunächst näher bringen, weil das ganze weitere Buch sich mit ihr beschäftigt. Chi-Energie durchpulst die Landschaft, den Raum und den Körper. Sie bewegt sich wirbelnd, manchmal sich sammelnd, manchmal beschleunigt oder verlangsamt; ein Fließen, das sich mit den unterschiedlichen Strömungen, die Wasser oder Luft annehmen können, vergleichen lässt. Deshalb sagt man auch, dass Feng Shui das Prinzip von Wind und Wasser sei: Der Wind bezeichnet all die Kräfte, die von oben, von himmelwärts kommen und die den Yang- oder Pluspol bilden; das Wasser seinerseits fließt auf der Erde, und so kommt ihm der Yin- oder Negativpol zu.

风	水
Feng (Wind)	Shui (Wasser)

Diese Polaritäten sind entscheidend für die Entstehung der Jahreszeiten. Sie formen und verändern die Materie in der sichtbaren und unsichtbaren Wirklichkeit. Die Polaritäten wechseln alle zwei Stunden in Ihrem Körper, damit sich Ihre Batterien aufladen; äußerlich sichtbar ist das bei der Aus- und Einatmung, der Systole und Diastole. Unsichtbar sind jedoch die Meridiane, die den Körper mit wechselnder Yin- und Yangenergie durchströmen.

So wie ein Wechsel im Körper stattfindet, findet er auch in der Natur statt. Schon Goethe sagte:

> »Müsset in Natur betrachten,
> immer eins wie alles achten,
> nichts ist drinnen, nichts ist draußen,
> denn was innen, das ist außen.
> So ergreifet ohne Säumnis,
> heilig, öffentlich Geheimnis.«

Unser Körper weist nicht nur einen Wechsel der Energien im Zweistunden-Rhythmus auf, auch der Wechsel von Tag und Nacht, von Sommer und Winter, von Hitze- und Kälteeinflüssen wirkt auf den Organismus ein. In den Zeiten, als wir noch steinzeitliche Jäger und Sammler waren, standen wir in engstem Kontakt mit den äußeren Energien. Wir spürten den Wechsel der Jahreszeiten hautnah und luden unsere Batterien in der Natur auf. Selbst noch vor hundert Jahren hielt sich der Mensch häufiger im Freien auf als heute. Laut dem statistischen Bundesamt Wiesbaden halten wir uns durchschnittlich gerade mal 20 Minuten am Tag außerhalb von geschlossenen Räumen auf – Hundehalter, Fahrradfahrer, Jogger und Skater ausgenommen. Und doch verbringen wir alle allein acht Stunden im Bett, in unseren vier Wänden, weitere acht Stunden in einem Büro oder in anderen Räumen. Selbst die verbleibenden weiteren acht Stunden des Tages sind wir nicht etwa an der frischen Luft und können Bäume umarmen, das Wasser der Flüsse und Bäche riechen und plätschern hören oder uns die frische Brise eines Wald- oder Feldareals um die Nase wehen lassen. Wir steigen morgens ins Auto oder in die Bahn, arbeiten, steigen wieder in ein Fahrzeug, um dann einkaufen zu gehen oder verrichten notwendig anfallende Arbeiten im Haus. Selbst wer abends ausgeht, ist wieder in Räumen, die mal mehr, mal weniger verraucht sind. *Summa summarum* halten wir uns in der heutigen Zeit fast ausschließlich in Räume auf.

Der Mensch ist aber gar nicht für Räume geschaffen! Unser Organismus braucht den Austausch mit den elementaren Kräften der Natur, mit Erde, Feuer, Metall, Wasser und Holz.

Wenn Sie über Feng Shui Bescheid wissen, können Sie diese Elemente wieder in Ihre Räume bringen und dort auch Kraft aufbauen. Schließlich können Sie Chi zu Ihrem Vorteil nutzen und das, obwohl Computer, Telefone und Fernseher einen Großteil unserer Zeit an Räume binden. Daraus folgt, dass wir uns mit der Energie der Räume beschäftigen müssen! Es gibt dafür nur ein Wissensgebiet, und das ist Feng Shui. Hier erfahren wir, was wir tun müssen, damit wir nicht mehr länger von Räumen ausgelaugt werden und unsere Kräfte schwinden.

Feng Shui gibt aber auch Antworten auf wichtige Fragen der mentalen Krafterhaltung. Denn auch Gedanken sind Energien, die, wenn wir uns ihrer nicht bewusst sind, verheerende körperliche Auswirkungen mit sich bringen können. Wir können und müssen davon ausgehen, dass alles, was uns umgibt, Energie ist, die mit unserem inneren Energiesystem in Resonanz steht. Denken Sie beispielsweise negativ, so wird auch Ihr Energiesystem von diesen Gedanken infiltriert, verunreinigt und geschwächt. Allein die Tatsache, dass jemand immer über die Hiobsbotschaften der Nachrichten spricht, anstatt sich mit aufbauenden Gedanken zu beschäftigen, schwächt die Energie des Organismus. Wer meint, dass man eben mit siebzig seine Alterskrankheiten haben müsse, bereitet seinen Körper darauf vor, Recht zu behalten. Nach dem Prinzip der Resonanz ziehen Sie in diesem Falle genau das an, was Sie befürchten! Auch zu diesem Thema werde ich Ihnen in diesem Buch die nötigen Informationen geben, damit Sie bis ins hohe Alter gesund bleiben.

Unsere Realität ist nicht die Materie, sondern Schwingungen, Energien, die durch Forschungen bereits bestätigt wurden. Wir können gar nicht anders, als diese Tatsache als gegeben anzunehmen. Zu viele Zusammenhänge sind offensichtlich. Da alles Schwingung ist, ist natürlich auch Gesundheit oder Krankheit ein nur jeweils anderer Schwingungsgrad. Ich zeige Ihnen in den nachfolgenden Kapiteln, wie Sie erkennen können, was Ihren Schwingungsgrad, also Ihre Energie, Ihr Chi, beeinflusst. So können Sie selbst das Ruder in die Hand nehmen und Ihr Schicksal glücklich lenken. Jetzt gilt es, die Sichtweise der Chinesen von Gesundheit beziehungsweise von Krankheit zu betrachten, um zu verstehen, was Feng-Shui für Sie leisten kann.

2
DIE CHINESISCHE SICHTWEISE DER GESUNDHEIT

Die meisten Menschen meinen, dass sie losgelöst von universellen Gesetzen der Natur ihr Leben und ihre Gesundheit gestalten könnten. Die Wirklichkeit legt uns aber nahe, dass in jedem Augenblick unseres Daseins die Gesetze des Universums wirken, und zwar schier endlos. Sie erschaffen in sich die Harmonien des Lebens. Nilüberschwemmungen beispielsweise waren notwendig, um fruchtbaren Ackerboden zu gewinnen; erst als die Menschen in diesen Ablauf eingriffen, wurde er empfindlich gestört. Es gab in den letzen Jahrzehnten Flussbegradigungen, die sich verheerend auswirkten, oder Abgasemissionen, die das Klima verändern. Der Mensch ist offenbar in der Lage, die Harmonie der Natur zu zerstören. Er zerstört allerdings nicht nur die äußere Harmonie, sondern auch die innere Harmonie: Negatives Denken, exzessives Essen und Trinken, Fehlernährung, Bewegungsmangel und die Gestaltung seiner Räume wurden dem Menschen gesundheitlich oft zum Verhängnis. Gerade deshalb ist es notwendig, sich mit der Philosophie der Chinesen, der alten Weisen, zu beschäftigen, um wieder zur inneren und äußeren Einheit zu gelangen.

Ohne den Zwang, eine religiöse Richtung einzuschlagen, können wir dem chinesischen Verständnis von Gesundheit und Krankheit leicht folgen. Es besagt, dass der Mensch wieder in Verbindung mit seiner Umgebung treten muss, um sein Gleichgewicht zu erlangen. Unter Umgebung versteht Feng Shui alles, was sich außerhalb des Körpers befindet, auch Ihre unmittelbare Umgebung: der Schrank, der Tisch, die Heizung, die Tür, das Fenster, der Boden, die Decke, das Licht, die Farben und vieles mehr. »In der Jugend ist es wichtig, die Prinzipien von

Feng Shui zu verstehen, um sie im Alter zu akzeptieren«, sagen die Weisen. Was sich im Universum abspielt, findet seine Entsprechung in den vier Wänden des Daseins, im Körper, in der Seele, im Geist.

Eine Legende erzählt, dass die Kaiser Chinas ihrem Volk als Götter galten, als Söhne des Himmels. Nun beauftragten diese Söhne des Himmels ihre Pharmakologen, ihnen alle erdenklichen Mittel zu fertigen, mit deren Hilfe sie ihr Leben verlängern konnten. Die Gelehrten stellten unzählige Versuche an, eine Pille der *Unsterblichkeit* zu finden, aber alles misslang kläglich. Man setzte Ginsengwurzeln ein, verschiedene Mineralien und auch aus Tieren und Pflanzen gewonnene Mittel. Die Kaiser waren dennoch nicht so gesund, wie man hätte annehmen können – sie wurden nicht älter als sechzig oder siebzig Jahre. Zu dieser Zeit erreichten aber andere Menschen im Reich der Mitte, die in dem Kloster Huashan wohnten und sich mit der Meditation und dem Taoismus beschäftigten, den elementaren Kraftwirkungen in der Natur, den Räumen und dem Körper, ein Alter von fast einhundertzwanzig Jahren. Fünfzig Jahre lebten sie länger und waren gesünder! Von diesen alt werdenden Mönchen ging die Kunde. Staunend vernahm der Kaiser das Geheimnis ihrer Jugend: Sie hatten die universellen Gesetze der Elemente und die Formen des Chi studiert, um ihren Körper mit Energie aufzutanken.

Die Chinesen berichteten schon vor 5000 Jahren, dass der Körper – wie auch die Erde, die Urmutter Gaia – von Meridianen durchzogen sei, die Bahnen durch den gesamten Organismus zogen. Auf ihnen, sagten sie, bewege sich die Energie, das Chi, dass wir einerseits mit der Nahrung aufnehmen und einatmen und das andererseits durch die Energie des Universums, der Umgebung, in der wir uns befinden, sowie durch die Räume gespeist wird. Das Chi der Umgebung selbst fungiert als Sender, wir als Empfänger. Was liegt näher, als die Formen der Energie zu studieren, sich mit ihr in Verbindung zu setzen, sie anzuzapfen und bewusst zu lenken? Feng-Shui-Prinzipien erklären, wie man dies tun kann, und sie lehren uns, mit offenen Augen durch unsere Umgebung zu gehen und nichts dem Zufall zu überlassen. Jeder Mensch hat einen unterschiedlichen Energieschlüssel, der ihn unverwechselbar macht. Dies werden Sie im weiteren Verlauf des Buches erfahren. Trotzt der persönlichen, individuellen Energie, die den Menschen durchströmt, sind wir alle auch allgemeinen Gesetzmäßigkeiten von Energien ausgesetzt – allerdings nicht hilflos. Wir werden uns dieser Gesetze im nachfolgenden Kapitel annehmen, um ihnen auf die Spur zu kommen.

3
DIE ENERGIEPRINZIPIEN

In einem chinesischen Text aus dem 3. Jahrhundert vor Christus, dem Buch *Der innere Klassiker des Gelben Kaisers*, wird über die Heilkünste der Medizin berichtet. In der chinesischen Medizin wird von außen nach innen gearbeitet. Dies kann durch Moxibustion, Akupunktur, Körperübungen oder durch Ernährungspläne erfolgen. Bei all diesem Bemühen um Gesundheit geht es darum, die Energien des Körpers so auszubalancieren, dass Gesundheit die natürliche Folge ist. Die Absicht der Ärzte früher – wie heute – war und ist es, dass die Balance zwischen Yin und Yang, den Polaritäten, wiedererlangt wird. Dazu ist es notwendig, nach Störungen zu suchen, die diese Balance beeinträchtigen. »Schmerz ist der Schrei des Gewebes nach fließender Energie«, lernte ich. So gilt es, nach Energieflussstörungen zu suchen. Diese Störungen können ihre Ursache im Beruf, in der Familie, der Lebensweise oder der Umgebung haben oder in dem Raumumfeld, in dem sich der Mensch befindet.

Der chinesische Arzt kann die Beschaffenheit des Chis am Puls fühlen, an der Zunge sehen, an der Hautfarbe oder auch an der Stimme erkennen. Er hört auf den Klang der Stimme, weil sich hier die Art des Chis ausdrückt, die jemanden beherrscht. Eine leise Stimme spricht für einen Mangel an Yang-Chi, eine laute, polternde Stimme für ein Übermaß an Yang und einen Mangel an Yin-Chi. All das steht in Zusammenhang damit, wo und wie ein Mensch lebt. Wer an einer Autobahn lebt, wird Tag und Nacht von Lärm beeinträchtigt, und die nächtliche Ruhe, Yin, wird von dem andauernden Autostrom, Yang, unterbrochen. In der Folge ist der Schlaf gestört, und eine Menge von Symptomen treten auf, die einen »Normalmediziner« nicht nach der Umgebungsbeeinträchtigung fragen lassen. Um einen Menschen in seiner Ganzheit zu erfassen, ist es wesentlich, ihn nach der Umgebung zu befragen, in der er lebt und arbeitet. Fabriklärm kann Hörstörungen verursachen, schlechte Beleuchtung am Arbeitplatz die Augen schädigen, trockene Luft zu Infektionen und Schimmelpilzbelastung beispielsweise zu einer Schwächung des Immunsystems führen. Bleiben Sie aufmerksam, was Raumfaktoren anbelangt, da sie zu einem Großteil das Chi, Ihre Energie, beeinflussen.

WAS IST CHI?

Mit Chi – Leben spendender Kraft – in Resonanz

Chi ist Lebensenergie, wie sie in Pflanzen, im Wasser, in der Luft, der Erde und im Menschen selbst vorkommt. Sie ist die Lebensessenz, die Pflanzen wachsen lässt, dem Wasser die Kraft zu fließen oder sich zu sammeln verleiht, der Erde ihre Kraft zur Metamorphose und die schließlich uns Menschen am Leben erhält.

Chi ist der kosmische Atem, die Energie, die Mensch und Natur inne wohnt. Ob wir gerade stehen oder über einen klaren Blick verfügen, die Haut fest ist oder wir einen aktiven, lebendigen Geist besitzen, das alles ist abhängig vom Chi. Die Chinesen sind seit Jahrtausenden der Meinung, dass Chi das Schicksal der Menschen beeinflusst. Das Chi eines Hauses und Gartens, ja das Chi der gesamten Umgebung, der Stadt und des Landes sind prägend. Auch und gerade auf dem Gebiet des Feng Shui ist das Konzept des Chi von wesentlicher Bedeutung. Doch was ist es und woher kommt dieser Begriff? In der traditionellen chinesischen Denkweise ist Chi nicht mit einem Satz zu umschreiben, hat es doch eine lange Tradition und ein großes Bedeutungsspektrum. Chi wird zum einen mit »Lebenskraft« übersetzt und ist durch den Menschen individuell erfahrbar. Diese subjektive Komponente wird darüber hinaus von chinesischen Vorstellungsbildern geprägt, die den Begriff erweitern.

Chi ist das vereinende Prinzip, das als den Dingen und Menschen zugrunde liegende Energie alles miteinander verbindet, vom Pinselstrich in der Kalligraphie und den Bewegungen im Tai Chi bis hin zu Wasser und Bergen, der Luft und dem Wind. Wenn man die alte chinesische Schreibweise von Chi anschaut, so stellt das Zeichen eine »Reispflanze« und »übereinander liegende Luftschichten« dar. Auch »Nahrungsaufnahme« ist dem Zeichen Chi zu entnehmen. Die heutige, moderne Schreibweise deutet auf »Luft«, »Atem« und »Wetter« hin, auf »Kraft« und »Einflüsse«. Der Begriff Chi kann physikalische und klimatische Zustände beschreiben. Chi ist polar mit einem so genannten Plus- und einem Minuspol. Beide Pole werden im Sinne von Feng Shui auch als Yin- bzw. Yang-Pol bezeichnet. Lassen Sie uns zunächst Chi als Leben spendende Kraft entdecken. Sie zeigt sich in der Natur und überall dort, wo Früchte gedeihen, sich Blüten bilden, das Wasser bewegt und sauber ist, und wo sich Menschen gern aufhalten. Wenn vom »Atem des Drachen« die Rede ist, geht es um Chi.

Chi möchte fließen, ja strömen und sich sammeln, auf gewundenen Wegen die Landschaft erfassen. Durch die Landschaft mäandrierende Flüsse, Täler und durch die Kraft von Chi geformte Berge drücken diese enorme Energie aus. Der Begriff Chi steht auch für die sich im Laufe eines Jahres verändernde Natur. Deshalb sollte ein Garten die Jahreszeiten widerspiegeln, damit wir Chi in seiner Veränderung erleben. Der weltberühmte Wissenschaftler Max Planck wies darauf hin, dass es keine Materie gibt, weil alles aus Strahlung bestehe. Wie er äußerte sich auch Albert Einstein, der das, was sich unseren Sinnen als Materie darstellt, als eine hohe Konzentration an Energie auf kleinstem Raum charakterisierte.

4
SHENG-CHI

In Asien wird Feng Shui mit Gesundheit, Erfolg und Wohlstand in Verbindung gebracht. Ausgangspunkt ist, dass der Mensch, wenn er in einer Umgebung lebt, die ihn unterstützt, entsprechend gesünder ist und mehr Leistung bringt. Deswegen ist auch mein Credo, wenn es um die Beratung von Firmen und Unternehmen geht: Lassen Sie sich auch in Ihren privaten vier Wänden beraten!

Feng Shui gilt den traditionell arbeitenden Ärzten Chinas als Wissenschaft. In erster Linie geht es ihnen darum, für die Wohnung ihrer Patienten den günstigsten Standort zu wählen, der mit der Umgebung und den Bewohnern in Harmonie steht und das dort befindliche Gebäude mit so viel kosmischer Energie – Chi – wie möglich versorgt. Das kosmische Chi (Yin) wird den Sauerstoff (Yang) anziehen. Je mehr Chi wir aufnehmen, umso günstiger ist dies für uns Menschen.

Hat ein Haus allerdings zu wenig Chi und damit auch zu wenig Sauerstoff, ist oft die Lüftung unzureichend und die Luft abgestanden. Damit steigen der Bakterien- und der Pilzsporengehalt, auf diese Weise können Krankheiten entstehen, deren Behandlung sich als schwierig erweist, wenn die Ursache in den eigenen vier Wänden liegt. Die Ärzte im alten China wussten von diesen Zusammenhängen und Prinzipien. Sie prüften insbesondere das Schlafzimmer des Patienten, wenn eine Behandlung nicht wirkte. Auch ich habe dies angewandt, wenn es Schwierigkeiten im Genesungsprozess der mir anvertrauten Patienten gab. In diesen Fällen lagen sie entweder an gestörten Lokalitäten, waren umgeben von elektromagnetischen Feldern, hatten Balken über sich oder schliefen mit dem Kopf zur

Toilette, um nur einige der von mir gefundenen Störquellen zu nennen.

Oft kann durch die gekonnte Platzierung von Gebäuden auf einem Grundstück, die richtige Einrichtung, Farbauswahl und Anwendung von Springbrunnen, Bildern und anderen Accessoires ein Maximum an Chi zirkulieren. Die »Welt« (3. April 1995) führte die Worte des Bürgermeisters von Wuhan an, der die Berge im Osten und damit im Rücken von Wuhan als ideales Feng Shui bezeichnete. Aber auch im Westen ist ein regelrechter Boom ausgebrochen, in Zürich wurde bereits 1996 eine ganze Wohnsiedlung nach Feng-Shui-Prinzipien gebaut. Mich selbst bitten Leute nach Zypern, Mallorca, Griechenland, Südspanien oder sogar nach Thailand, um sich wegen ihrer Häuser beraten zu lassen. Immer aber geht es um eines: Sheng-Chi anzuziehen, damit Gesundheit, Glück und Wohlstand in die eigenen Räumlichkeiten und das Gartenumfeld fließt.

Das Grundprinzip von Feng Shui, sich die Kraft der Natur in die eigene Wohnung und an den Arbeitsplatz zu bringen, so dass sich die Atmosphäre verbessert, hat an Bedeutung gewonnen und ist keine Modeerscheinung. Die Vitalität und Leistungsfähigkeit der Bewohner nimmt zu! Ich lade Sie ein, mit mir gemeinsam auf eine Betrachtungsreise der verschiedenen, uns umgebenden Energiefelder zu gehen. Beginnen wir mit Sheng-Chi, einer Art des kosmischen, feinstofflichen Chis, das alle Lebewesen nicht nur am Leben erhält, sondern auch regenerativ fungiert. Wohltätiges und vitales Chi kann in einer Gegend herrschen, in der sich die Menschen verstehen und austauschen, hilfreiche Gemeinschaften bilden und zusammen feiern. Ein freundliches Klima der Umgebung gebiert ein freundliches Chi, und die Menschen werden viel miteinander lachen. Eine unwirtliche Gegend mit einem rauen Klima, in der es die meiste Zeit des Jahres nur dunkel und kalt ist, prägt auch die Menschen.

Sheng-Chi sammelt sich wohlwollend an einem klaren Teich und dort, wo sich Vögel gern einfinden. In Schweden tragen beispielsweise die Pferde, die vor den Häusern auf weiten Koppeln grasen, zu einem Bild mit friedvollem Sheng-Chi bei. Hunde zeigen Ihnen die Plätze, an denen wohltätiges Sheng-Chi herrscht und Sie sich ruhig niederlassen können, wohingegen die Katzen die so genannten gestörten oder Sha-Chi-Plätze aufsuchen, die unserer Gesundheit abträglich sind. Wenn beispielsweise eine Katze gern in Ihrem Bett schläft, dann ist es an der Zeit, einen Rutengänger kommen zu lassen, der den Platz auf Wasseradern oder kosmische Gitternetze hin untersucht. Vielleicht schlafen Sie in einem Bereich von nicht nur geopathischen Störfeldern, sondern auch von Elektrosmog. Auch hier würde sich die Katze einen gemütlichen Platz wählen. Danken Sie der Katze und setzen Sie sich nicht dorthin, wo das geliebte Tier es am längsten aushält. Mehr dazu erfahren Sie im Kapitel: »Schlafen Sie gut!«

Wenn Sie einen Raum betreten und dort Sheng-Chi vorherrscht, werden die Bewohner reich, gesund und gesegnet sein. Anderen Ortes herrschen vielleicht Streit, Ruin, Krankheit und Missgunst vor. Schauen Sie genau hin und vor allem hören Sie genau zu, wenn Sie in ein neues Domizil einziehen möchten und Ihnen die Geschichte der Vorbewohner erzählt wird. Im negativen wie im positiven Sinne ist es von Bedeutung, den »energetischen Abdruck« der Vorbesitzer oder Vormieter zu kennen. Man wird in jedem Fall die Spuren des Chi absorbieren, es herrscht die Tendenz zur Wiederholung des Schicksals. Viele solcher Geschichten sind mir bekannt, eine davon möchte ich Ihnen gern an dieser Stelle erzählen:

Ich war zu einer Konsultation nach Kassel eingeladen worden. Die Bewohner hatten ein Haus gekauft und wollten es nun mit Hilfe von Feng Shui auf sich und die Umgebung abstimmen lassen, um ihre Gesundheit und ihren Wohlstand zu mehren. Der Hausbesitzer war von Beruf Schriftsteller. Schnell war auch ein geeigneter Raum für ihn gefunden. Als wir in diesem Raum standen, fragte ich ihn nach der Geschichte des Grundstücks und des Hauses und nach dem Schicksal der Vorbewohner. Daraufhin wurde sehr schnell klar, dass das Haus auch schon den Vorbesitzern wohlwollendes Sheng-Chi zur Verfügung gestellt hatte. Zwei Söhne waren dort geboren worden, die Frau und Mutter hatte in dem Haus eine Kosmetikpraxis eröffnet und das Geschäft einträglich geführt. Ihr Mann war ein erfolgreicher Journalist gewesen und schrieb an genau der Stelle, an der wir auch jetzt im Zimmer standen und wo die

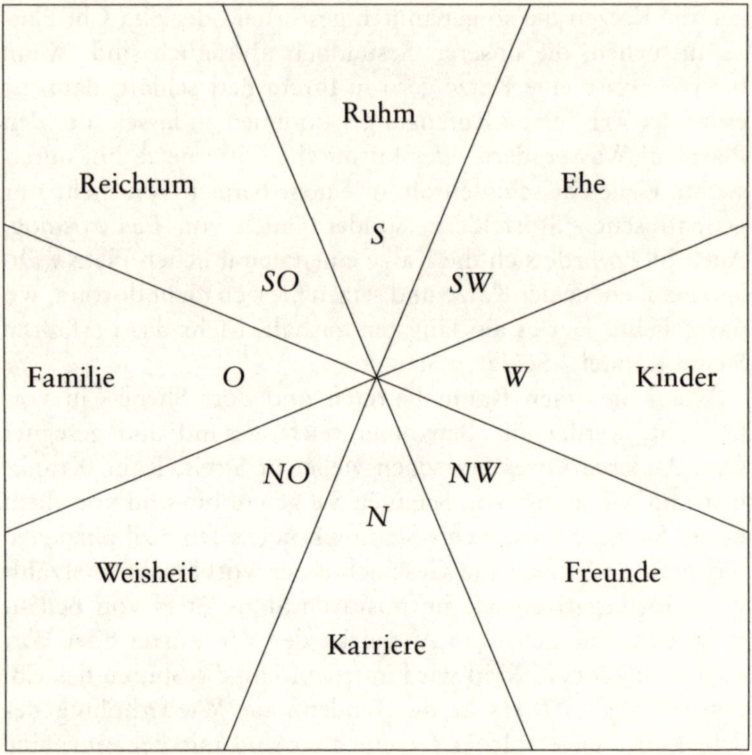

Die acht Lebensbereiche
Die Aufteilung Ihrer Wohnung oder Ihres Hauses in Lebensbereiche mit den ihnen zugeordneten Himmelsrichtungen.

Bücherregale bis hoch an die Decke reichten. Die abgenutzte Stelle auf dem Dielenboden zeigte deutlich die Spuren der Füße des Journalisten – und jetzt sollte hier wieder geschrieben werden. Heute, acht Jahre später, hat nicht nur mein Klient mittlerweile sechs Bücher geschrieben, es geht ihm und seiner Familie sehr gut. Der energetische Abdruck seines Vorgängers hat ihm sehr viel Glück gebracht.

Sheng-Chi kann auch *künstlich* erzeugt werden, indem man Vorhänge aus Baumwolle, Seide, Leinen oder Mischgeweben mit einem hohen Anteil natürlicher Materialien in den Raum bringt. Wählen Sie Naturdielen aus Echtholz statt Laminat, das sehr umstritten ist, oder bringen Sie Schurwoll- statt syn-

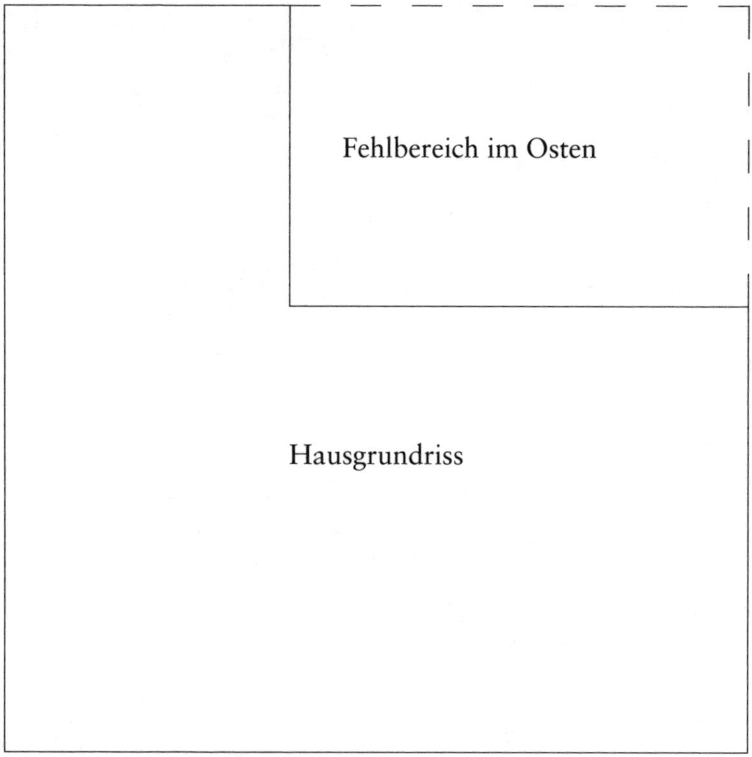

Beispiel: Ein Fehlbereich im Osten
Durch einen unregelmäßigen oder L-förmigen Hausgrundriss kann es zu Fehlbereichen in bestimmten Sektoren kommen.

thetischer Teppiche in den Raum. Sie verändern das Raumklima und bilden Sheng-Chi, laden Gesundheit und Wohlgefühl in den Raum ein.

Sheng-Chi hängt auch von der Raumform selbst ab. Ein Stiefel- oder L-förmiger Raum, ein schmaler Flur, eine viel zu niedrige oder zu hohe Zimmerdecke haben Einfluss auf das Chi des Raumes. Sheng-Chi bildet sich in einem Raum, der eine rechteckige Form und eine dazu passende Deckenhöhe hat. Diese kann zwischen 260 und 320 cm liegen, bei Altbauten entsprechend höher.

Auf den letzten Seiten dieses Kapitels sehen Sie, wie ein Haus in die unterschiedlichen Lebensbereiche aufgeteilt wird

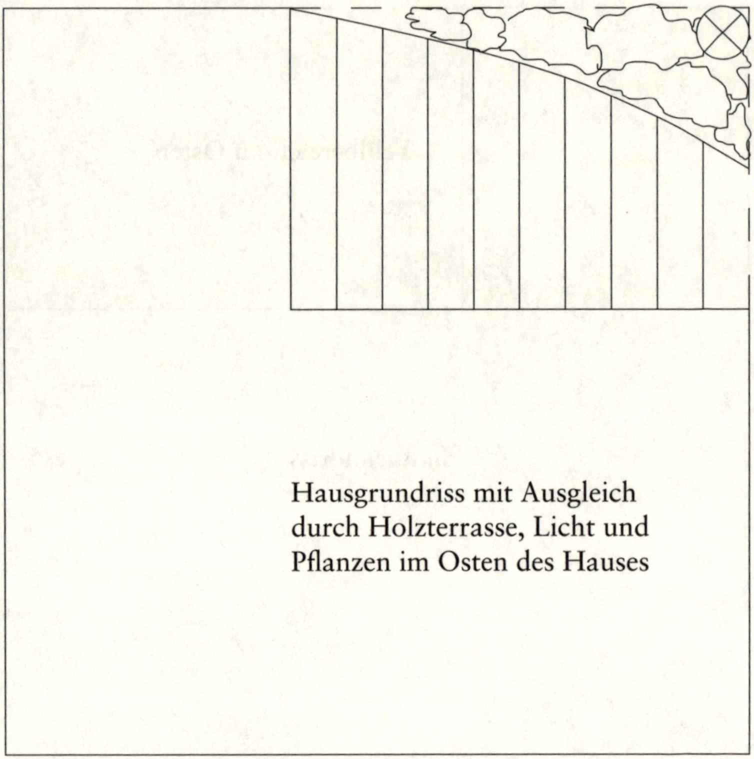
Hausgrundriss mit Ausgleich
durch Holzterrasse, Licht und
Pflanzen im Osten des Hauses

Ausgleich eines Fehlbereichs
Durch verschiedene Maßnahmen kann ein solcher Fehlbereich ausgeglichen werden.

(auf chinesischen Karten liegt Süden immer oben), und wie Sie einen eventuellen Fehlbereich ausgleichen können. Auf diese Lebensbereiche wird im Folgenden immer wieder verwiesen werden.

Lassen Sie uns nun auf eine Reise gehen, auf die Suche nach wohltätigem Chi und der Wirkung von Spiegeln, von Kunst, Heilsteinen und Pflanzen.

5
SPIEGEL

Spiegel werden im Feng Shui als reflektierende Hilfsmittel eingesetzt. In China heißt es sogar, dass die Feng-Shui-Berater wohl einen Vertrag mit den Herstellern von Spiegeln und von Lüstern hätten. Das stimmt natürlich nicht. Dennoch setzen Berater gerade diese beiden Mittel häufig ein, um das Chi zu lenken.

In erster Linie verwendet man Spiegel, um Sha-Chi, angreifendes Chi, abzulenken, das aus Baumstämmen, Straßenlaternen oder spitz auf das Gebäude zulaufenden Hausecken entstehen kann, andererseits werden auf der mentalen Ebene Spuk-Ablenkungen erzeugt. Spiegel können auch Chi in Räume lenken, in denen es benötigt wird. Achten Sie darauf, was in einem Spiegel reflektiert. Ist es eine schöne Aussicht oder der Blick in das Wohnzimmer? Dann wird der Spiegel sehr positiv für Sie sein.

In Teneriffa hatte ich eine Beratung bei Klienten, deren Wohnung rechts und links von hohen Mauern umgeben war. Es machte den Eindruck, als sei sie mit Scheuklappen versehen. Um die Nachmittagssonne in das dunkel gelegene Wohnzimmer zu leiten, hängten wir zwei große Spiegel auf und schafften es tatsächlich, das Licht hereinzuleiten, einen schönen hellen Raum zu erzeugen und damit wohlwollendes Sheng-Chi anzuziehen. Die Macht der Spiegel liegt darin, dass sie Energie erzeugen. Es gilt: Je größer, desto besser, nur nicht im Schlafzimmer.

Spiegel können einen zu engen Raum, etwa einen Durchgangsflur, erweitern und damit das Gefühl von Druck, Bedrückung oder Angst nehmen. Manchmal benötigen wir auch einen Spiegel, um vom Schreibtisch aus die Tür im Blick zu haben. Ein Spiegel ermöglicht mit einem Blick zu sehen, was sich hinter dem Rücken abspielt. Da wir keine Augen am Hinterkopf haben, ist unser Alarmsystem immer in Bereitschaft. Befindet sich allerdings eine Wand in unserem Rücken, kann sich das Alarmsystem entspannen, und Sie verbrauchen nicht ständig die Energien zur Überwachung Ihrer Rückseite. Ein Spiegel ist zwar kein Ersatz für die nötige Umstellung des Tisches, wenn Sie mit dem Rücken zur Tür sitzen, Sie sparen aber Energie, weil Sie mit einem Blick sehen können, was sich hinter Ihnen befindet.

Achten Sie darauf, dass die Spiegel, die Sie umgeben, keine blinden Flecken aufweisen und auch keine scharfen Kanten. Blinde Spiegel, wie es sie auf dem Trödelmarkt zu kaufen gibt, geben Sie nicht so wieder, wie Sie wirklich sind; Sie sehen sich nicht ganz. Das stört das innere Harmoniegefüge und vermittelt Ihnen ein Bild von sich, das nicht dem entspricht, wie Sie wirklich sind. Dies gilt auch für Spiegelkacheln. Unterbewusst erhalten Sie einen abgehackten, unterbrochenen Eindruck von sich, obwohl Sie doch ein ganzes, wunderbares Wesen sind.

Setzen Sie Spiegel stets so ein, dass sie an einer Wandseite zu einem Fehlbereich hängen, sorgen Sie für Harmonie und Ausgleich und tragen zur Heilung der Raumenergie bei, die sich wohltuend auf Sie niederschlagen wird.

Ein Spiegel mit scharfen Kanten kann zu Verletzungen führen. Achten Sie darauf, dass Sie sich nicht schneiden! Am besten sind Spiegel mit Rahmen. Häufig verwendet man Spiegel auch zum Ausgleich von fehlenden Bereichen, wie dies in einem L-förmigen Haus vorkommt, und hängt sie an die angrenzenden Wände, um die Energie dorthin zu ziehen. Beachten Sie jedoch, was sich in ihnen widerspiegelt. Es sollte alles angenehm sein, aufbauend und von Gesundheit geprägt. Ein Wasser, Baum oder die weite Aussicht in einem Spiegel zu sehen sind günstig.

Der Verdoppelungseffekt von Spiegeln wird in der Küche eingesetzt. Ein Spiegel hinter dem Kochfeld oder ein entsprechend spiegelndes Tablett können aus vier Herdplatten acht zaubern. Da die Zahl Acht für Glück, Erfolg und Wohlstand steht und die Zahl des derzeitigen Zeitabschnittes ist, der von 2004 bis 2023 reicht, ist dies umso günstiger.

Im Flur, gegenüber einer Garderobe, zeigt der Spiegel die Mäntel, Schuhe und Taschen noch einmal, was meist katastrophal aussieht. Man kann sich zwischen zwei Bergen von Mänteln eingeklemmt fühlen.

Auch die ausgelutschten Zahnbürsten sollten sich nicht im Badezimmerspiegel widerspiegeln. Der morgendliche Blick in den Spiegel benötigt schöne Flakons oder eine Blüte. Achten Sie darauf, die Spiegel nicht zu zerbrechen. Zerbrochene Spiegel sollen sieben Jahre Unglück bringen, gehen Sie deshalb sorgsam mit ihnen um. Sie sollten natürlich auch zwei Spiegel nicht gegenüber aufhängen, da zwischen ihnen das Chi hin und her läuft und sehr viel Unruhe entsteht. Brigitte, die Frau, die auch *Einfrautheater* (Adresse im Anhang) macht, erzählte in einer ihrer Vorstellungen, wie sie sich das erste Mal seit längerer Zeit in einem Luxushotel befand, das ein verspiegeltes, großes Bad hatte. Zu ihrer eigenen Überraschung wunderte sie sich, wer da aus der Badewanne stieg und ihr entgegen lächelte. Kein Buddha war es, sondern sie! Sie versicherte, sich nicht mit Schlankheitskuren zu quälen, da ihr Mann ohnehin jedes Pfund an ihr liebe. Zu Hause ist ihr der Spiegel am liebsten, der ihr Gesicht zeigt. Sie sagt, dass sie sich jeden Morgen erst einmal selbst zulächelt und sich einen schönen Tag wünscht. So, wie Brigitte leicht und beschwingt in den Tag geht, so ist sie auch auf der Bühne. Sie werden sich köstlich amüsieren. Sie sehen, ob große oder kleine Spiegel, alle haben ihre Berechtigung und Wirkung.

Kleine achteckige Spiegel werden für Besonderheiten eingesetzt. Sollte die Toilette der Eingangstür gegenüber liegen, könnte es zu Verdauungsproblemen kommen. Hängen Sie einen Achteckspiegel mittig der Tür in Augenhöhe auf und tun Sie dies innen und außen. Grundsätzlich wird dieses Mittel angewandt, wenn sich eine Toilette im Raum befindet. Oft werden die planen Achteckspiegel mit den magischen Achteckspiegeln, den so genannten Baguaspiegeln, verwechselt. Letztere sind gewölbt, tragen Trigramme (die Linien) und sind in der Regel rot oder gelb. Wollen Sie die Hauseingangstür schützen, dann hängen Sie einen konvexen Spiegel auf. Nach einer Legende starb der Schauspieler Bruce Lee, nachdem sein Schutzspiegel während eines Gewitters heruntergefallen war.

Es gibt eine ganze Menge Legenden rund um diese Baguaspiegel. Wer gegenüber einem Friedhof, Krankenhaus oder einer Einrichtung wohnt, die mit Kranken oder dem Tod zu tun hat, ist übel wollendem Sha-Chi ausgesetzt. Um dieses abzuwenden, werden auch die Spiegel ins Fenster gehängt oder mittig am Türsturz über der Tür aufgehängt. Konvexe Spiegel werden besonders dann eingesetzt, wenn das Glück gemehrt oder ein Schutzwall gegen negative Angriffe anderer aufgebaut werden soll, der konkave Spiegel dann angewendet, wenn Sie gegenüber der Hauseingangstür einen kahlen Baumstamm sehen, der das Glück *zerschneidet*. Auch Hauskanten und spitzwinklige Balkone können die Bewohner angreifen, ebenso Laternenmasten, Bushaltestellenschilder, Strommasten und Fahnenstangen. In diesen Fällen wird der Angriff der Strukturen abgewehrt, indem man den Spiegel auf den Boden der Struktur richtet.

In China sah ich einen solchen Spiegel über dem Eingang eines Antiquitätengeschäftes, dem gegenüber sich ein Hochhaus befand. Der Spiegel verringerte den Einfluss des erdrückend wirkenden Hochhauses und erhielt das Glück des Ladens. Sie können dieses Mittel auch dann anwenden, wenn Sie ein Geschäft besitzen oder einen Privateingang haben, bei dem die statische Stütze einer Hausecke durch einen Pfeiler gebildet wird, der sich in direkter Linie zur Eingangstür befindet. Wenn Sie einen Spiegel im Freien anwenden, sollten Sie ihn regelmäßig putzen, um seine Wirkungskraft zu erhalten.

Besonders gut wirken die Baguaspiegel, wenn sie die Trigramme des pränatalen Himmels besitzen. Wenn ein Spiegel so oder mit einem Yin-Yang-Symbol versehen ist, sind dies höchst spirituelle Symbole, die Respekt abverlangen. Oft werde ich gefragt, warum Baguaspiegel keine Feng-Shui-Maße haben. Achteckform und spirituelle Symbole stehen über allen Maßsystemen! Die Baguaspiegel helfen Unglück zu zerstreuen, das sonst zu gesundheitlichen Problemen führen könnte. Der konkave Spiegel hilft auch, wenn Sie weniger als 200 Meter entfernt von einem Friedhof oder einer Kirche wohnen.

FENG-SHUI-MASSE

Bei Feng Shui wird ein Maßsystem eingesetzt, das aus der Sung-Dynastie (960–1279 v. Ch.) stammt. Die Maßeinheit ist der Feng-Shui-Fuß, der 42,96 cm lang ist. Der Feng-Shui-Fuß wird in 8 Tsun, gleiche Abschnitte zu je 5,4 cm, unterteilt.

Der folgenden Tabelle können Sie entnehmen, welche Maße für welche Tätigkeiten ideal sind:

Bedeutung	von [cm]	bis [cm]	von [cm]	bis [cm]	von [cm]	bis [cm]
Reichtum	0,00	5,37	300,73	306,09	601,45	606,81
Krankheit	5,38	10,74	306,10	311,46	606,82	612,18
Trennung	10,75	16,11	311,47	316,83	612,19	617,55
Gutes Gelingen	16,12	21,48	316,84	322,20	617,56	622,92
Kraft	21,49	26,85	322,21	327,57	622,93	628,29
Verlust	26,86	32,22	327,58	332,94	628,30	633,66
Verletzung	32,23	37,59	332,95	338,31	633,67	639,03
Kapital	37,60	42,96	338,32	343,68	639,04	644,40
Reichtum	42,97	48,33	343,69	349,05	644,41	649,77
Krankheit	48,34	53,70	349,06	354,42	649,78	655,14
Trennung	53,71	59,07	354,43	359,79	655,15	660,51
Gutes Gelingen	59,08	64,44	359,80	365,16	660,52	665,88
Kraft	64,45	69,81	365,17	370,53	665,89	671,25
Verlust	69,82	75,18	370,54	375,90	671,26	676,62
Verletzung	75,19	80,55	375,91	381,27	676,63	681,99
Kapital	80,56	85,92	381,28	386,64	682,00	687,36
Reichtum	85,93	91,29	386,65	392,01	687,37	692,73
Krankheit	91,30	96,66	392,02	397,38	692,74	698,10
Trennung	96,67	102,03	397,39	402,75	698,11	703,47
Gutes Gelingen	102,04	107,40	402,76	408,12	703,48	708,84
Kraft	107,41	112,77	408,13	413,49	708,85	714,21
Verlust	112,78	118,14	413,50	418,86	714,22	719,58
Verletzung	118,15	123,51	418,87	424,23	719,59	724,95
Kapital	123,52	128,88	424,24	429,60	724,96	730,32
Reichtum	128,89	134,25	429,61	434,97	730,33	735,69
Krankheit	134,26	139,62	434,98	440,34	735,70	741,06
Trennung	139,63	144,99	440,35	445,71	741,07	746,43
Gutes Gelingen	145,00	150,36	445,72	451,08	746,44	751,80
Kraft	150,37	155,73	451,09	456,45	751,81	757,17

Verlust	155,74	161,10	456,46	461,82	757,18	762,54
Verletzung	161,11	166,47	461,83	467,19	762,55	767,91
Kapital	166,48	171,84	467,20	472,56	767,92	773,28
Reichtum	171,85	177,21	472,57	477,93	773,29	778,65
Krankheit	177,22	182,58	477,94	483,30	778,66	784,02
Trennung	182,59	187,95	483,31	488,67	784,03	789,39
Gutes Gelingen	187,96	193,32	488,68	494,04	789,40	794,76
Kraft	193,33	198,69	494,05	499,41	794,77	800,13
Verlust	198,70	204,06	499,42	504,78	800,14	805,50
Verletzung	204,07	209,43	504,79	510,15	805,51	810,87
Kapital	209,44	214,80	510,16	515,52	810,88	816,24
Reichtum	214,81	220,17	515,53	520,89	816,25	821,61
Krankheit	220,18	225,54	520,90	526,26	821,62	826,98
Trennung	225,55	230,91	526,27	531,63	826,99	832,35
Gutes Gelingen	230,92	236,28	531,64	537,00	832,36	837,72
Kraft	236,29	241,65	537,01	542,37	837,73	843,09
Verlust	241,66	247,02	542,38	547,74	843,10	848,46
Verletzung	247,03	252,39	547,75	553,11	848,47	853,83
Kapital	252,40	257,76	553,12	558,48	853,84	859,20
Reichtum	257,77	263,13	558,49	563,85	859,21	864,57
Krankheit	263,14	268,50	563,86	569,22	864,58	869,94
Trennung	268,51	273,87	569,23	574,59	869,95	875,31
Gutes Gelingen	273,88	279,24	574,60	579,96	875,32	880,68
Kraft	279,25	284,61	579,97	585,33	880,69	886,05
Verlust	284,62	289,98	585,34	590,70	886,06	891,42
Verletzung	289,99	295,35	590,71	596,07	891,43	896,79
Kapital	295,36	300,72	596,08	601,44	896,80	902,16

Wenn Sie einen großen Schmuckspiegel gegenüber der Eingangstür im Flur aufhängen, kann das zu Turbulenzen führen. Ein Klient von mir hatte einen großen Spiegel dem Eingang gegenüber, der für viele Probleme verantwortlich war und auch zu gesundheitlichen Schwierigkeiten führte. Als er ihn entfernte, nahmen die Probleme in allen Bereichen ab! Natürlich sollten Sie Spiegel auch nicht seitlich der Eingangstür aufhängen, wenn sich darin die Toilettentür spiegelt. Sehr günstig wirkt ein Spiegel, wenn er ein Aquarium reflektiert oder eine Kasse. Nur achten Sie darauf, dass niemand über den Spiegel in die Kasse schauen kann. Sieht man das Geld, werden übel wollende Zeitgenossen angezogen. In einem Diebstahlsfall hat der Spiegel geholfen, den Übeltäter zu fassen, weil die Hausbesitzerin den entwischenden Dieb über einen Spiegel im Treppenhaus erkennen konnte.

Insbesondere, wenn Ihre Treppe in gerader Linie auf eine Haustür zuläuft, wo in der Symbolsprache Glück und Geld schwinden, sollten Sie ein Klangspiel am Treppenaufgang und der Treppe gegenüber einen Spiegel aufhängen.

6
KUNST

Kunst sollte Ihre Energien und die aller Bewohner aufbauen. Es kommt nicht darauf an, wie teuer ein Kunstwerk ist. Es kann durchaus auch das Lieblingsbild Ihres Sohnes an der Wand hängen oder Ihr eigenes.

Ich hatte einer Klientin, die in einem Jahr des Stieres geboren war, den Rat gegeben, das Namensschild an ihrer Tür mit einem Stier zu kombinieren, da dieser Kraft und Stärke für sie bringe und auch in einem günstigen Kontext zu den anderen Hausbewohnern stehe. Als sie mir freudestrahlend den Stier zeigte, war ich baff erstaunt: Es war ein blutender Stier! Dass das nicht im Sinne des Aufbaus von Energie ist, wird den Leser nicht überraschen.

Sie sehen, dass nicht allein das Motiv die Wahl bestimmen darf, sondern ebenso die Art der Gestaltung und die Ausführung betrachtet werden muss. Wenn Sie einen Stierkampf an der Wand im Osten anbringen, werden Sie Streit auslösen, insbesondere innerhalb der Familie. Da der Osten mit dem Lebensbereich Gesundheit und Familie verbunden ist, kann es natürlich in beiden Bereichen zu Problemen kommen. Wenn ein Bild im Schlafzimmer im Bereich Südwesten den Ehemann in Rage versetzt, wird das die Beziehung nicht fördern. Ich hatte eine Klientin, die unbedingt ein Bild im Schlafzimmer haben wollte, das ihr Mann nicht befürwortete. Sie stritten ständig. Ich testete beide mit dem Muskel-Arm-Test kinesiologisch auf das Bild, beide testeten schwach. Beim Anblick des mit Streitenergien behafteten Bildes wurde ihre Energie also geschwächt. Achten Sie darauf, dass alles, was sich in Ihrem Schlafzimmer befindet, für Sie beide günstig ist. Wenn Sie ein Schlafzimmer in der

Himmelsrichtung Osten haben, werden Bilder von Bambus, kräftigen Bäumen und schönen Landschaften ein Segen für die Gesundheit sein. Auch Bilder von Heilblüten, etwa Bachblüten, können die Gesundheit wunderbar unterstützen. Wählen Sie die Bilder der Bachblüten mit Bedacht. Je nach dem, was Sie unterstützen möchten, kann Ihnen das Bild helfen, Ihre Ziele zu erreichen. Zum Beispiel ist das Bild der Apfelblüte (Grab Apple) günstig, wenn Sie Ihre innere Ordnung und Angst vor Makel überwinden wollen. Die Blüte des Herbstenzians (Gentian) vermittelt das Vertrauen, dass sich schwierige Problem lösen lassen und hilft Ihnen, eine optimistische Lebenseinstellung zu gewinnen. Die Blüte des Tausendgüldenkrauts (Centaury) hilft sich von Abhängigkeiten durch andere zu befreien, die Eigenverantwortlichkeit zu entdecken. Sollten Sie sich für das Bild einer Eiche entscheiden (Oak) wird allen, die sich unter Leistungsdruck befinden, die Botschaft vermittelt, auch freudvolle und spielerische Momente in ihr Leben zu bringen. Wer darüber hinaus noch einen Schub an Lebensfreude benötigt, kann sich das Bild der Heckenrose (Wild Rose) an die Wand hängen. Sie vermittelt Energie und hilft die Lustlosigkeit und Traurigkeit zu überwinden. Sie gibt die nötige Antriebskraft, das vermeintlich unabänderbare Schicksal in die Hand zu nehmen. Auch das Sonnenröschen (Rock Rose) kann mit seiner zarten Kraft Unterstützung geben. Die gelbe Blüte klärt die Gedanken, hilft neue, ungeahnte Kräfte zu entwickeln, die aus dem Zustand der lähmenden Gedanken heraus helfen.

Sie können eine Vielzahl von weiteren Möglichkeiten selbst entdecken. Natürlich sind auch Engelbilder geeignet, sie deuten an, dass Hilfe von oben kommt. Wenn Sie mit den *Engelessenzen* räuchern, werden die Bilder in ihrer Wirkung zusätzlich unterstützt.

Als mein Mann im Krankenhaus lag, habe ich ihm ein Bild eines Heilers, eines Indianerhäuptlings, mitgebracht, der weise und gütig lächelte und in der Hand eine Feder und eine Schale mit Räucherungen hielt. Dieses Bild gab meinem Mann Kraft, er war im Nu genesen.

Feng-Shui-Berater werden insbesondere im Krankenhaus oder in Kurkliniken Feng-Shui-Methoden anwenden, um die

Gesundheit zu unterstützen, den Kranken Hoffnung und Genesungswillen zu vermitteln, Angenommensein und liebevolle Unterstützung. Mittlerweile gibt es in Krankenhäusern kaum noch strenge, weiße Räume, aber selbst Farbpsychologen, die Empfehlungen für Krankenhäuser aussprechen, können völlig daneben liegen. Feng-Shui-Berater sind in der Farbauswahl wesentlich sensibler, achten auf Lichtverhältnisse, Himmelsrichtungen, Art der Räumlichkeit und Verwendungszweck. Ein Hand-in-Hand-Arbeiten mit den Farbpsychologen wäre denkbar, oder man engagiert von vornherein Feng-Shui-Experten. Farben, Blumen, Pflanzen und Bilder von Wasser sind für eine schnelle Genesung notwendig.

Wenn Sie Wasserbilder aufhängen, dann keine Wasserfälle über dem Kopfende des Bettes; ruhende Seen könnten Untreue auslösen. Ein Bild mit Feen und Wasserelfen kann die träumerische Komponente verstärken. Legen Sie sich ein Traumbuch zu und sehen Sie an den eigenen schriftlichen Aufzeichnungen, was Ihnen in den Träumen vermittelt wird. Wasserbilder geben Gesunden wie Kranken die Verbindung zur Natur, die Flexibilität des Wassers hilft auch dem Betrachter, mit seiner Situation fertig zu werden und die innere Beweglichkeit und Gelassenheit zu entwickeln, nicht mit der Situation zu hadern, sondern das Beste daraus zu machen. Das Wasser ist Lebensspender und fordert uns auf, mit mehr Freude durch das Leben zu gehen. Halten Sie die Augen offen, in jeder Situation gibt es wundervolle Begegnungen. Schöpfen Sie aus den kleinen Freuden des Lebens und sind Sie dankbar dafür, dass Ihre Krankheit Ihnen einen Weg zeigen möchte. Vielleicht ist es jetzt an der Zeit, das Buch »Schicksal als Weg« von Thorwald Detlefson zu lesen, um zu erkennen, was die Ursache ihres Befindens ist. Auch Luise Hays Bücher helfen zu erkennen, welche Zusammenhänge zwischen Beschwerden und ursächlichen Gedanken bestehen.

So kann ein Bild allein schon eine positive Kette von Aktionen auslösen, die zur Gesundheit beitragen. Geschieht dies bereits im Krankenhaus, setzt man dort also bewusst Bilder ein, spart das nicht nur Kosten auf der Seite der Krankenkasse, es fördert in erster Linie die Wahrscheinlichkeit, dass man den

Patienten schnell wieder in sein häusliches Umfeld entlassen kann. Das wird seinen Heilungsprozess weiter beschleunigen.

Es gibt auch Bilder, die in den Farben, hinsichtlich der Feng-Shui-Maße und in ihrer energetischen Aussage, perfekt zu den Himmelsrichtungen passen. Ich habe die Bilder zusammen mit einem Künstler entwickelt, um sie Menschen und ihren Räumen zur Verfügung zu stellen, die sie dringend benötigen. Sie sind in fünf Farben für die Elemente Feuer, Erde, Metall, Wasser und Holz erhältlich und wurden nach hohen energetischen Aufgabestellungen gemalt, um die Energie im Raum anzuheben. Die grünen Bilder sind günstig für die Gesundheit, unterstützen Menschen, die in einem Jahr des Feuers oder Holzes geboren wurden. Hängen Sie das Bild an eine Ost- oder Südostwand. Das rote Energiebild eignet sich für alle Menschen, die in einem Jahr des Feuers oder der Erde geboren wurden, und wird an der Nordost, Südwest- oder Südwand aufgehängt. Das gelbe Energiebild hilft allen, die in einem Jahr der Erde oder des Metalls geboren wurden. Hängen Sie es an die Südwest-Nordost-Wand oder West-Nordwest-Wand. Wenn Sie sich für ein blaues Energiebild entscheiden, bringen Sie Wasserenergie in den Raum, es hilft insbesondere Menschen, die in einem Jahr des Holzes oder Wassers geboren sind. Hängen Sie es günstiger Weise an die Nordwand Ihres Raumes.

Überprüfen Sie die Kunstwerke, die Sie bereits in Ihrer Wohnung haben, auf den Sinngehalt. Sollte dort ein altes Gemälde mit einem tosenden Wasserfall sein, mit einem Mensch am Abgrund, der in die Tiefe schaut, ist das Bild sehr destruktiv, da es versinnbildlicht, dass sich ein Mensch gleich herabstürzen wird. Ich sah so ein Bild bei einer Frau, die sehr krank war und von ihrem Lieblingsplatz auf das Bild schaute. Ich denke, Sie können ermessen, wie das Bild in Interaktion mit der Frau wirkte. Seien Sie sich deshalb bewusst, dass alles, was sich in Ihren Räumen befindet, ein Ausdruck Ihrer Gedanken und Gefühle ist und auf Sie zurückwirkt. Sollten Sie ein Bild mit einer düsteren, nebligen Stimmung haben, können Sie es getrost abhängen. Auch ist natürlich ein Bild eines Sonnenaufgangs einem Sonnenuntergang vorzuziehen und ein Bild des Lebens und der Hoffnung einem Bild der Trauer. Ich habe Menschen erlebt, die ihren verstorbenen Partner über alle Maßen betrauerten. Die ganze Wohnung einer meiner Klientinnen sprach das Bild der Trauer und Wehmut. Die Frau war sehr energielos und hatte kaum noch Hoffnung. Erst als sie sich von den meisten Dingen ihres verstorbenen Mannes getrennt hatte, seinen Kleidungsstücken, dem Spazierstock und dem Hut, der noch an der Garderobe hing, ging es schnell bergauf. Sicherlich benötigt jeder eine Zeit der Trauer. Wollen aber die Toten wirklich, dass wir selbst darüber krank werden?

Wenn Sie ein abstraktes Bild haben, auf dem nicht zu erkennen ist, was oben und was unten ist, dann hängen Sie es einfach mal anders herum auf, um eine neue Wirkung zu erzielen. Vielleicht ergibt sich so erst der für Sie wichtige Sinngehalt.

Neben Bildern sind auch Skulpturen als Ausdruck der inneren Welt wichtig. Während man scharfe und spitz zulaufende Kunstwerke lieber nicht in die eigenen vier Wände holt, weil sie schneidendes Sha-Chi bilden, wirken Kunstwerke mit gerundeten Formen, Farben und Materialien harmonisch. Beachten Sie insbesondere die Aussagen der Kunstwerke. Stellen Sie aufbauende Figuren in die entsprechenden Himmelsrichtungen. Wer Holzfiguren in das Innere holt, könnte mit den Skulpturen der Künstlerin Elke Paleit wie dem *Hausfriedensspatz,* dem *Samurai* oder dem *Hörspiel* agieren. Das sind Figuren, die in sich beweglich sind, Yin und Yang zulassen und durch Veränderungen in spielerischer Weise auch dazu führen, dass wieder neue Belebungen entstehen. Figuren, die von einem Künstler stammen, der mit sich in guter Einigkeit ist, sind Kunstwerken vorzuziehen, die der Frustverarbeitung dienen.

Natürlich können auch Buddhaskulpturen Kunstwerke sein, je nach Verarbeitung. Viele Buddhas sind in ihrer Ausstrahlung einzigartig schön. Insbesondere im Nordosten verströmen Sie Ruhe und Zuversicht. Diese Himmelsrichtung gehört zum Erdbereich des Hauses und braucht die Ruhe des Berges. Auch in einem Treppenhaus kann ein großes Buddhabild an der Nordostwand für Frieden sorgen. Bei einer meiner Klientinnen herrschte sehr viel Unruhe im Tai-Chi-Bereich, der Mitte des Hauses. Diese ist ebenfalls dem Gesundheitssektor zugeordnet, da im Zentrum die Kräfte von Yin und

Yang in Harmonie zusammenspielen sollten. Ihre offene Treppensituation und der Spiegel an der Nordostwand trugen zu sehr viel Unruhe bei. Sie hängte den Spiegel ab und an seiner Stelle ein großes Buddhabild auf, strich eine Wand in einem warmen Gelbton, um ihre Kraft und Gesundheit zu erhalten. Im Anhang finden Sie unter Casa Solarte eine Adresse für Skulpturen und Bilder.

Schutztiere halten im Feng Shui vor der Eingangstür Wache. Sie vertreiben Eindringlinge auf der spirituellen Ebene. Wichtig ist in jedem Fall, dass solche Figuren auch für den Platz geweiht, mit Räucherungen und den Gedanken versehen werden, für die sie tätig werden sollen. In China widmet man ihnen auch Speisen, die man hinstellt und später selbst isst. Man bietet ihnen auf diese Weise die Energie der Nahrung an. Das Materielle verspeist man selbst. Für mich ist es das Prinzip des Gebens und Nehmens. Wer bereit ist, etwas zu geben oder zu opfern, wird auch die nötigen Hilfen erhalten.

In China sieht man die chinesischen Löwen, *Keiloon*, rechts und links vor dem Eingang stehen. Auch in Deutschland findet man sie vor Privateingängen und vor den Eingängen chinesischer Restaurants. Oft werden aber die Polaritäten vertauscht, denn es gibt einen Yin- und einen Yang-Aspekt. Der männliche oder Yang-Löwe hält eine Kugel unter seiner linken Pranke, der weibliche Löwe hält die rechte Pranke auf einem Baby. Wenn Sie auf die Figuren schauen, die vor Ihrer Eingangstür stehen, sollte sich der weibliche Löwe links und der männliche Löwe rechts befinden. In Europa sehen die Löwen weniger wie Fabeltiere aus als in China, sie ähneln hier echten Löwen und sind ein beliebtes Herrscher- und Machtsymbol. Der Adler seinerseits ist als Figur auch in Europa bekannt. Er steht für den Weitblick. Sollten Sie sich für diese Figur entscheiden, dann achten Sie darauf, dass sein spitzer Schnabel nicht zur Eingangstür weist und intakt ist. Ich sah einen Adler am Tor zu einer Rechtsanwaltskanzlei in Wiesbaden. Über den Namen der Anwälte prangte ein Adler mit abgewetztem Schnabel vor einer alten Backsteinvilla, die aus einem Gruselfilm hätte stammten könnten. Würden Sie gern zu diesen Anwälten gehen? Was, meinen Sie, ist die Symbolsprache?

Nicht alles ist Kunst, vieles gehört in den Bereich des Kitsches. Achten Sie darauf, dass alles, was Sie sich zulegen, auch eine Wertigkeit besitzt, von der Sie profitieren. Ich habe von meinem Meister gelernt, dass es darauf ankommt, für welches qualitativ hochwertige Mittel wir uns entscheiden. Eine Plastikente ist nicht dasselbe wie eine Ente aus Keramik.

Sind positive Erinnerungen mit den Kunstwerken verknüpft, dann haben sie eine höhere Wertigkeit als solche vom Flohmarkt, bei denen Sie nicht wissen, woher die Gegenstände stammen, wer sie vorher besessen hat und was im Umfeld der Objekte geschehen ist. Entscheiden Sie sich für Kunstwerke mit hohem symbolischem Gehalt und für Werke, deren Herkunft Sie kennen, dann werden Sie ein gutes Feng Shui haben.

7
HEILSTEINE UND KRISTALLE

Natürlich sind alle Heilkräfte in uns und müssen nur noch geweckt werden. Kristalle sieht das ursprüngliche Feng Shui nicht vor, viele halten sie deshalb für überflüssig. Aber eine moderne Zeit kann auch moderne Mittel hervorbringen. Wenn wir von Kristallen sprechen, reden wir einerseits von den geschliffenen Bergkristallen, andererseits von Glaskristallkugeln.

Betrachten wir zunächst die Kraft der Bergkristalle. Selbst Hildegard von Bingen empfiehlt bei Schilddrüsen- und Augenproblemen Bergkristall in die Sonne zu legen, ihn dort zu erwärmen und ihn sich dann auf die entsprechenden Körperstellen zu legen. Mit einer Kristallspitze kann man Energie lenken und gezielt auf Körperpunkte halten, an denen man Blockaden auflösen will. Eine Kristallgruppe auf dem Wohnzimmertisch erleichtert die Kommunikation und sorgt für Harmonie, eine schöpferische Atmosphäre entsteht. Verwenden Sie Bergkristalle insbesondere im Bereich des Nordostens, Südwestens und im Zentrum Ihres Hauses, dem Tai Chi. Ein sehr gutes Heilmittel ist ein großer Kristall im Zentrum des Hauses. Dort wird er eine deutliche Verbesserung herbeiführen, wenn andere Wege erfolglos schienen.

Legen Sie den Bergkristall unter das Kopfkissen, um klare Träume zu erhalten. In der Hand wirken Kristallkugeln reinigend, beruhigend und harmonisierend auf den Organismus. Legen Sie sich flach auf den Boden, sorgen Sie für die nötige Wärme und halten Sie die Kristallkugeln für zirka eine halbe Stunde oder länger in beiden Händen. Anschließend spülen Sie die Steine mit klarem, kaltem Wasser und legen Sie sie in die Sonne. Dann sind die Steine wieder bereit zu Neuem.

Große Steine lassen sich als Sitzsteine, runde Flusssteine am Wasser oder aufrecht stehend im Nordosten Ihres Grundstückes in den Garten integrieren. Der Nordosten steht mit dem Element Erde in Verbindung und dem Bereich von Wissen und Weisheit. Wollen Sie den Garten stärken und diese Kräfte für die Bewohner aktivieren, können Sie dem Stein auch gravieren. Es könnte etwa *Friede* darauf stehen oder *Vollkommenheit*. Was auch immer Sie anstreben oder unterstützt wissen wollen, können Sie mit Worten der Weisheit auf dem Stein einmeißeln lassen. Befindet sich die Rückseite des Hauses im Nordosten, empfiehlt es sich, hier einen Steingarten mit abgerundeten, weich geformten Steinen anzulegen. Den Mittelpunkt könnte ein aufrecht stehender Stein bilden oder eine Gruppe von acht Steinen unterschiedlicher Größe. Dies gibt Kraft, Schutz und unterstützt die Aktivitäten der Bewohner.

Menschen der ganzen Welt sind fasziniert von Mineralien. Mineralien sind seit alters her ein Überbringer von Gesundheit, Energie, spiritueller Weisheit und Glück. Wir bestehen ja selbst aus kleinen Kristallen. Zur Belebung eines der acht Lebensbereiche Gesundheit, Reichtum, Ruhm, Ehe, Kinder, Hilfen, Karriere oder Weisheit können Sie einen Kristall in den Raum legen, so dass man ihn beim Eintreten wahrnimmt. Leuchten Sie ihn beispielsweise an, um seine volle Kraft zur Geltung zu bringen. Dieses Mittel ist insbesondere dann günstig, wenn Sie in einem Jahr der Erde geboren sind.

Geschliffene Glaskristalle gibt es in verschiedenen Formen. In erster Linie finden Sie sie in Herzform, als Träne, Raute oder Kugel. Wählen Sie in jedem Fall die harmonische Kugelform. Die Träne könnte im Schlafzimmer für Tränen sorgen. Wenn Sie die harmonische Rundform bevorzugen, können Sie zwischen einem Durchmesser von 30, 50 oder 60 mm wählen. Die kleinsten Kristalle sind für Fenster geeignet. Pro Quadratmeter Fenster sollten Sie einen 30-mm-Kristall rechnen. Die 50 mm großen Kristalle sind für große Fenster im Wintergarten oder Balkone und Terrassen geeignet. Die 60-mm-Kristalle werden für Raumecken benutzt, die damit belebt werden können, wenn andere Mittel nicht wirken. Hängen Sie die Kristalle immer in einer aufstrebenden Linie oder in Wellen- bzw. Dreiecksform auf. Ich vergleiche die Aufhängung der Kristalle mit einer erwünschten Aktienkurve, die auch ansteigend sein sollte. Das Schöne an den Kristallen ist, dass sie das Sonnenlicht bis tief in den Raum in das Farbspektrum spalten und gerade auch die Kinder und alten Menschen ihre Freude daran haben. Der Kristall fängt das Sonnenlicht ein und transportiert es. Das macht einen Teil seiner beabsichtigten Wirkung aus. Achten Sie darauf, dass sich hinter dem Kristall keine brennbare Gardine befindet, wenn Sie ihn auf der südlichen Seite des Hauses aufhängen.

Ein weiterer Wert des Kristalls besteht darin, dass er den Blick des Betrachters einfängt, wenn er vor einem Fenster hängt. Hat der Betrachter den Kristall im Blickfeld, bleibt die Aufmerksamkeit – und damit das Chi – im Raum. Wir werden zwischen Kristall und Blick nach außen hin und her fokussieren, aber immer wieder zum Kristall zurückkehren. Damit ist ein Kristall auch das geeignete Mittel, wenn wir einer Durchzugssituation begegnen, Tür und Fenster sich gegenüberliegen. Insbesondere, wenn gegenüber der Tür die Toilette liegt, sollten Sie ein Kristall einsetzen. Auch wenn Sie vergitterte Fenster haben, benötigen Sie Kristalle, um der einengenden Energieform etwas entgegenzusetzen. Stellen Sie dazu noch Pflanzen wie den Asparagus auf die Fensterbank, wenn das Fenster nicht allzu sonnig liegt. Kristalle ziehen in jedem Fall nur günstige Energie an und bremsen von außen angreifende Hauskanten und Einwirkungen von kahlen Baumstämmen, Laternen und Reklameschildern.

Die früher so begehrten Kristalllüster sind heute wieder *en vogue*. Hängen Sie diese in das Treppenhaus, nahe der Eingangstür, oder über den Esstisch. Ein funkelnder Lüster ist nicht nur schön anzusehen, er wird das Chi des Hauses nachhaltig anheben und beleben.

8
DIE HEILWIRKUNG VON PFLANZEN UND BÄUMEN

Pflanzen und Bäume haben eine enorme Kraft in sich. Bedenken Sie dennoch, dass sie nicht zu nah an das Haus gepflanzt werden sollten. Ihre Äste dürfen das Dach des Hauses nicht berühren, da sie den Bewohnern Yang-Chi entziehen. Manche Bäume sind Flachwurzler und könnten, wenn sie zu nah am Haus stehen, Schäden am Mauerwerk anrichten. Informieren Sie sich, wie groß ein Baum wird oder welche Art der Wurzeln er ausbildet, ob er ein Pfahl- oder Flachwurzler ist. Pflanzen Sie Bäume insbesondere nicht so, das sie mittig vor einem Fenster oder einer Tür zu sehen sind, denn dort könnten sie die Konzentration und Kraft der Bewohner stören. Schätzen Sie auch die Schattenwirkung eines voll entwickelten Baumes ab. Wenn Sie mehr darüber erfahren möchten, schauen Sie in meinem Buch *Qi-Gardens* nach, das ich zusammen mit der Gartenarchitektin Frau Barbara Sörries-Herrnkind geschrieben habe. Es enthält viele Tipps für Ihre Gartengestaltung mit Feng Shui. Hier nun soll uns das Wissen über die Bäume, Sträucher und Pflanzen dienen, um Nutzen daraus zu ziehen und die Gesundheit der Bewohner zu stärken.

PFIRSICHBAUM

Der chinesische Gott Sau Seng Kong, der Gott der Unsterblichkeit, hat den Pfirsich zur Frucht der Unsterblichkeit und des ewigen Lebens ernannt. Er trägt ihn in seiner rechten Hand. Wer älteren Menschen Pfirsiche schenkt, überreicht ihnen damit das Symbol des ewigen Lebens. Stellen Sie einen Pfirsichbaum in Ihren Garten, vornehmlich in den Osten, um im Bereich *Gesundheit* das Symbol des langen Lebens zu verankern.

FORSYTHIE

Die Forsythie blüht im Frühling gelb und leuchtend. Sie schenkt jedem, der zu neuer Kraft gelangen möchte, Mut, Optimismus und Lebenskraft. Pflanzen Sie einen solchen Strauch an das Fenster eines Kranken, so dass er neue Kräfte schöpfen kann – oder bringen Sie ihm im Frühjahr ein paar Zweige ins Haus.

BONSAI

Die Bonsai-Bäumchen entwickeln eine enorme Kraft. Trotz des Zuschnitts entwickeln sie sich, bilden kräftige Stämmchen aus und schöne, kraftvolle Zweige. Der Bonsai-Baum zeigt mit seinem starken Stamm und der guten Verzweigung, dass er trotz widriger Umstände enorme Kraft hat – und bringt diese Information für jeden Gesundungswilligen in den Raum: *Sieh, deine Lage ist nicht aussichtslos. Wenn es der Baum schafft, dann schaffst du das erst recht!* Was einerseits als günstig gesehen wird, wird andererseits als ungünstig betrachtet. Durch das gehemmte Wachstum ist der Bonsai nicht für den Bereich der Eingangstür geeignet; er kann andererseits sehr günstig in einem frei stehenden Gewächshaus untergebracht werden.

EFEU

Der Efeu hält sich fest, klammert und ist ein Symbol für Ausdauer, Willen und Kraft. Wer Efeu in einen Blumenstrauß integriert, wenn er an ein Krankenbett geht oder Efeu in einem Topf mit anderen Pflanzen paart, wird damit die Information geben, dass es lohnt, sich an die Hoffnung auf Gesundheit zu klammern und Hilfe von Freunden in Sicht ist.

ZYPRESSEN

Zypressen stehen als immergrüne Pflanzen aufrecht und wachsam. Sie symbolisieren das lange Leben. Die Kiefer, die die Treue symbolisiert, gehört gemeinsam mit der Zypresse zu den Bäumen, die den Winter überstehen. Gemeinsam bedeuten sie Freundschaft.

TANNENBAUM

Tannenbäume sind Symbole des Lebens, da sie im Winter ihre Nadeln nicht abwerfen und neue Hoffnung schenken.

ORANGENBAUM

Der Orangenbaum ist das Symbol von Glück und Reichtum. Zwei Orangenbäume zusammen sind äußerst Glück verheißend. Bringen Sie die Bäumchen in Sichtweite der Haupteingangstür oder des Gartentores. In unseren Breitengraden, in denen es oft zu kalt für Orangenbäume ist, sollten Sie ein Bäumchen in die Nähe der Eingangstür im Inneren des Hauses platzieren. Das besondere Glück kommt zu Ihnen, wenn sie Früchte tragen!

APFELBAUM

Der Apfelbaum ist ein Symbol der Gesundheit. Im Alter spendet er Schatten und Früchte für die ewige Jugend. Ein Apfel am Tag ersetzt bekanntlich den Doktor, da Sie mit ihm nicht nur Mineralien zu sich nehmen, sondern auch einen basischen Zustand erreichen, der bei der zunehmenden Übersäuerung hilfreich ist.

LINDE

Die Linde hilft besonders den seelisch Geplagten. Mit Liebeskummer werden Sie zur Linde gehen. Sie ist der Baum der reinen Liebe. Sie stimmt das Herz weich und löst Gefühlsblockaden.

Wo Kopf und Herz nicht im Gleichklang sind, wirkt die Linde ausgleichend und bringt die Verstandes- und Seelenkräfte wieder in Einklang. Sie löst auch Gefühlsknoten, die womöglich durch Kummer der Seele schon lange in Ihnen schlummern. Bei Husten und Schnupfen wirkt Lindenblütentee schweißtreibend und lindert die Beschwerden durch seine schleimlösende Wirkung.

KASTANIE

Die Kastanie hilft besonders bei Seelenwunden. Wer an gebrochenem Herzen, Selbstzweifel und Ängsten leidet, wird die Kastanie aufsuchen. Da die Kastanie wie eine Kathedrale aussieht, in der die Lichter entzündet sind, hat sie eine heilende, spirituelle Ausstrahlung. Sie können sich bewusst unter sie setzen, den Baum umarmen oder die Kastanien in die Tasche stecken. Letzteres soll sogar gegen rheumatische Beschwerden ein wirksames Mittel sein. Aus der Rinde wird das den Stoffwechsel anregende Aesculin hergestellt. Außerdem liefert die Rinde Stoffe, die gegen Stauungen in den Beinen, Krampfadern und Durchblutungsstörungen helfen. Selbst ein Tee aus den Blättern der Kastanie wirkt gewebefestigend und entwässernd. Die Blüten geben einen guten Hustentee.

Auf der Ebene der Seele gibt die Kastanie den inneren Frieden zurück und heilt Wunden.

WEIDE

Die Weide ist der Baum des Menschen – Weidenkörbe wurden schon seit alters her als Kinderwiegen benutzt. Aus der Weide wird Aspirin gewonnen, »alte Hexen« kennen noch Rezepte, wie sie der Weide auf natürliche Weise ihre Anti-Kopfschmerz-Essenz abringen. Im Frühjahr werden die Weidenäste gesammelt und die Rinde abgelöst. Diese wird dann zerkleinert und getrocknet und ganz fein geschnitten. Einen Teelöffel der Rinde übergießt man anschließend mit zirka einem viertel Liter kaltem Wasser. Nach zwei Stunden kocht man das Ganze auf.

Die Essenz wird in einem lichtundurchlässigen Fläschchen als Medizin aufbewahrt.

WEISSDORN

Der Weißdorn ist als einzeln stehender Baum heilig. Pflanzt man ihn als Zaun oder Gruppe, so schützt er vor wilden Tieren. Ihm wird nachgesagt, dass er gegen all das beschützt, wogegen er gerichtet wird. Vielleicht haben Sie ja Lust, einen Bogen von Weißdorn in Ihrem Garten zu errichten. Geht man durch ihn hindurch, sollen alle Krankheiten daran hängen bleiben. Aus seinem Holz gefertigte Krummstäbe dienen der Gesundheit und sollen Astralwesen unliebsamer Art fernhalten. Die aus Weißdorn hergestellte Arznei dient in erster Linie der Stärkung des Herzens. Weißdorn-Holz wird auch für Räucherungen verwandt, um die Atmosphäre zu reinigen.

STECHPALME

Die Stechpalme, *Ilex*, steht für Ausdauer und Härte. Das Schlagen mit Ilexzweigen war seit alters her weit verbreitet: Ob in Japan zum Neujahrsfest oder in Europa zur Fastnacht – zum Spaß wurden Schläge mit dem Ilex verteilt. Die moderne Hirnforschung weiß heute, dass dadurch ein Hormon freigesetzt wird, welches den »Fruchtbarkeitszauber« in Gang setzt. Da Ilex aber sehr spitzblättrig ist, sollten Sie es vermeiden, sich in seiner nächsten Nähe aufzuhalten.

ESCHE

Schon Hildegard von Bingen (1098–1179) sagte über die Esche, sie sei ein Sinnbild der besonnenen Einsicht. Wer frühmorgens seine Verjüngungsübungen, Tai Chi oder ähnliches in ihrer Nähe macht, ist in der Lage, seine Pläne zielstrebiger zu verwirklichen. Die Energie der Esche macht es möglich, dass man leichter sein Wachbewusstsein und seine Intuition miteinander verbindet, leichter seine Lebensaufgabe und Lösungen aus schwierigen Situationen erkennt. Wer sich Tee aus den Samen der Esche bereitet, kann ihn für Leber- und Milzbeschwerden wirkungsvoll einsetzen. Äußerlich angewendet, in Form von Einreibungen, hilft die Esche gegen Rheuma und Muskelkater. Aus den Blättern der Esche kann man einen harntreibenden und abführenden Tee bereiten und die Rinde zur schnellen Heilung auf Wunden auflegen. Selbst mental hat die Esche große Wirkung. Tritt sie verstärkt in den Sinn eines Menschen, so ist er bereit, seine Kräfte zur Erlangung seiner Ziele voll einzusetzen. Menschen, die keine Zielgerichtetheit in sich spüren, sollten mit der Esche in Verbindung treten. Gehen Sie in die Natur und genießen Sie die Nähe des Baumes oder hängen Sie sich ein Bild der Esche in die Wohnung.

Wurde ein Kind geboren, entzündete man einen grünen Eschenzweig an einem Ende. Den dadurch am anderen Ende austretenden Saft fing man auf und gab ihm den Neugeborenen als erste Speise, die ihm noch vor der Muttermilch symbolisch göttliche Kraft schenken sollte.

Haben Sie vielleicht ein Esche-Weinstock-Pärchen in Ihrem Garten? Dann sollten Sie wissen, dass, wenn sich der Wein am Eschenbaum hochrankt, dies als Zeichen einer glücklichen Ehe und ihrer Freuden angesehen wird. Wussten Sie schon, dass die Esche die Willenskräfte stärkt?

BAMBUS

Bambus ist zäh. Seine Stärke und Kraft ist legendär, seine Symbolik eindeutig: Er wird in Asien nicht nur zum Bauen eingesetzt, er dient auch als Heilmittel. In China gilt Bambusschnaps als stärkendes Mittel, das in kleinen Mengen als Medizin eingenommen wird. Insbesondere im Osten des Hauses gepflanzt steht Bambus für Langlebigkeit und ist das Symbol für hohes Alter. Bambus, Kiefer und Pflaume sind darüber hinaus die *drei Freunde im Winter* und verstärken diese Symbolik. Bambus ist im Feng Shui ein Sinnbild des Elementes *Holz* und verkörpert damit Wachstum. Wenn man die Auswirkung einer scharfen Hauskante mildern möchte, ist er genau richtig, da er durch sein schnelles Wachstum rasch Dichtigkeit erlangt und die Garagenecken- und Hauskanteneinwirkung abmildern kann.

Auch im Hausinneren ist er sehr nützlich, da er den Bereich *Gesundheit und Eltern* stärkt oder im ungünstig gelegenen Toilettenbereich das *überschüssige* Wasser aufnimmt und zur Harmonie beiträgt. Ein Bambusbild an der Ostwand oder im Südostsektor des Hauses steht für Reichtum und Gedeihen.

PFLANZEN ALS HEILER

Pflanzen sind beruhigend, wirken entspannend und können die Raumluft verbessern. Achten Sie darauf, dass Ihre Pflanzen in Blumenerde stehen, da diese Bakterien und Mikroorganismen enthält, die dem schnelleren Abbau von Schadstoffen fördern. Alle sechs Monate sollten Sie die Erde zu einem Teil austauschen, um die darin enthaltenen Giftstoffe zu entfernen. In jedem Fall sind rundblättrige Pflanzen den harten und spitzblättrigen vorzuziehen. Der Gummi-, der Drachenbaum oder die Chrysantheme haben beispielsweise die richtigen Blätter. Yuccapalmen, die ja fast überall zu finden sind, stören in einer Nähe von ein bis zwei Metern. Stellen Sie diese Pflanzen in Bereiche, wo Sie sich nur kurzzeitig aufhalten, oder in breite Flure, wo sie niemandem Schaden zufügen.

Warum ist es so wichtig geworden, sich dem Thema Pflanzen zur Gesunderhaltung zu widmen? Nach dem Statistischen Bundesamt Wiesbaden sind wir nur noch zwanzig Minuten täglich wirklich an der frischen Luft, ausgenommen Hundebesitzer, Skater, Jogger u.a. Gerade aber der Raum zählt zu den fünf gefährlichsten Bedrohungen für die Gesundheit, will man der US-Umweltbehörde EPA Glauben schenken. In Teppichböden, Polstermöbeln, Gardinenstoffen, Wandverkleidungen und Abdichtungen sitzt ein gefährlicher Cocktail purer Chemie, Verbindungen wie Formaldehyd, Xylol, Ammoniak, Benzol, Aceton, Trichlorethylen und Toluol dunsten aus. Der Raum wird nur zu 10 % am Tag gelüftet, das heißt, dass Fenster und Türen vorwiegend geschlossen sind; der Giftcocktail macht sich vor allem bei älteren Mitmenschen und Kindern bemerkbar, die viel zu Hause sind. Sie können Atemwegsbeschwerden entwickeln, über entzündete Augen klagen und von Dauerinfekten geplagt werden. Die Haupt-Luftverpester sind Pressspan-Möbel, Kleidungsstücke, die chemisch gereinigt wurden, und Zigarettenrauch. Aber auch der Mensch selbst verunreinigt die Raumluft. Er gibt nicht nur »Winde« ab, sondern auch so genannte Bio-Effluvien wie Kohlendioxid, Methan und Wasserstoff. Holz- und Polstermöbel, Tapeten, Teppichauslegeware und Anstriche speichern diese gefährlichen Stoffe. Ziehen Sie beispielsweise in eine neue Wohnung oder in ein Haus um, so hängt der »Mief« der Vorbewohner im wahrsten Sinne des Wortes noch in der Luft. Die Doppelverglasungen und wärmedämmenden Materialien verhindern die Frischluftzufuhr. Früher konnte noch Luft durch die undichten Fenster zirkulieren; heute ist das so gut wie unmöglich. Dennoch: Das Lüften allein reicht nicht mehr aus, um die giftigen Gase aus dem Wohnraum zu vertreiben. Sicherlich kennen Sie den Begriff »Sick-Building-Syndrome«. Die Symptome, die man durch ein krankes Gebäude bekommen kann, sind weit reichender als nur die oben genannten. Die Beschwerden reichen von Reizungen der Haut- und Schleimhäute, Lungen- und Bronchialerkrankungen, Kopfschmerzen, Asthma, über Hals-, Nasen- und Hauterkrankungen bis zu Allergien und Stirnhöhlenproblemen. Bei empfindlichen Personen ist durch ein ungesundes Raumklima auch ein Anstieg von Allergien auf Staub, Schimmelsporen, Pollen und Lebensmitteln festzustellen.

Nun die gute Botschaft: Pflanzen sind in der Lage, bei diesen Problemen zu helfen. Das Rezept ist bei schadstoffbelasteten Räumen denkbar einfach: Man bedient sich der günstigen Eigenschaften der Zimmerpflanzen. In Studien der amerikanischen Raumfahrtbehörde NASA fand man heraus, dass es durchaus Pflanzen gibt, die in der Lage sind, belastende Schadstoffe aus der Luft herauszufiltern und die Luft zu säubern. Absoluter Spitzenreiter dabei ist der Schwertfarn, der zu den ältesten Pflanzen zählt, ist er doch vor rund 400 Millionen Jahren entstanden. Er baut außerordentlich gut Formaldehyd ab.

Je mehr Zigarettenrauch sich in Ihrer Wohnung befindet, umso eher benötigen Sie die Grünlilie und die Efeutute. Immer mehr Unternehmen verbieten das Rauchen, das trägt natürlich zu einer Optimierung der Raumluft bei. Sorgen Sie für eine Umwelt ohne Tabakrauch.

TRICHLORETHYLEN

Trichlorethylen kommt in Desinfektionsmitteln vor, in Farben, Lacken, Polituren, in chemisch gereinigten Kleidungsstücken und in Reinigungsmitteln. Es kann Leberschäden beim Menschen verursachen. Vermeiden Sie den Stoff so weit wie möglich: Schauen Sie auf die Etiketten der Hersteller und kaufen Sie Sachen, die Sie nicht immer in die Reinigung tragen müssen. So vermeiden Sie von vornherein Trichlorethylen und damit Sha-Chi.

Gerbera, Chrysanthemen und Friedenslilie neutralisieren Trichlorethylen. Jedoch ist die Vermeidung von Reizstoffen der Neutralisierung vorzuziehen.

FORMALDEHYD

Formaldehyd findet man in Möbelstoffen, Teppichböden, in Kleidungsstücken und in Schaumstoffen. Es reizt die Augen und die Luftwege, führt zu Müdigkeit und mitunter zu Kopfschmerzen. Vermeiden Sie zunächst Formaldehyd, indem Sie beim Kauf von Teppichböden auf das Label achten, ebenso beim Kauf von Möbeln oder der Kleidung. Vermeiden Sie auch Schaumstoffe; ihre Wiederverwertbarkeit und ihr Abbau sind sehr schwierig und belasten die Umwelt.

BENZOL

Ob in Kunstfasern, Zigaretten, Reinigungs- oder Desinfektionsmitteln – Benzol ist weit verbreitet. Sie können es sofort vermeiden, wenn Sie mit dem Rauchen aufhören und keine Kunstfasern mehr kaufen. Beachten Sie die Inhaltsangaben von Desinfektions- und Putzmitteln. Benzol löst Symptome wie Appetitmangel, Schleimhautreizungen der Augen und Haut, Kopfschmerzen und Anämie aus.

Der Philodendron, die Chrysantheme und die Kornpflanze sind in der Lage, das schädliche Formaldehyd zu beseitigen und die damit verbundenen Gesundheitsschäden wie Augenbrennen, Kopfschmerzen und allgemeine Müdigkeit. Efeu,

Chrysanthemen, die Friedenslilie und Gerbera neutralisieren das Benzol, das in Kunststoffen, Tinten, Ölen, Reinigungs- und Desinfektionsmitteln enthalten ist. Damit werden auch Auswirkungen des Benzols bekämpft wie Schläfrigkeit, Kopfschmerzen, Appetitmangel und Haut- und Augenreizungen.

Wer den Kampf gegen chemische Raumverpester antreten will, sollte sich der Chrysanthemen, der Bergpalme, Gerbera und der Drazäne bedienen. Ein absoluter Sauerstoffspender ist der genügsame Gummibaum. In der folgenden Übersicht sehen Sie, welche Pflanzen bei welchen Problemen helfen:

FORMALDEHYD: Gerbera, Schwertfarn, Efeu, Dieffenbachie, Birkenfeige, Drachenbaum, Gummibaum, Philodendron, Chrysantheme, Aloe Vera, Schefflera

XYLOL/TOLOUL: Birkenfeige, Schwertfarn, Dieffenbachie, Flamingoblume, Zwergdattelpalme, Drachenbaum, Friedenslilie

AMMONIAK: Pfeilwurz, Drachenbaum, Azalee, Birkenfeige, Flamingoblume

BENZOL: Efeu, Drachenbaum, Grünlilie, Gerbera, Chrysantheme

Der amerikanische Wissenschaftler Bill Wolverton hat im Auftrag der NASA Pflanzen auf ihr Resorptionsvermögen von Formaldehyd, Benzol und Trichlorethylen getestet. Dabei setzte er die Pflanzen – allesamt in ganz normalen Gartenbetrieben gezogen – 24 Stunden lang in einer luftdicht verschlossenen Plexiglaskammer einer bestimmten Schadstoffdosis aus, die er zu Beginn des Experiments in den Kasten pumpte. Die zehn erfolgreichsten Entgifter sehen Sie nachfolgend aufgeführt. Die Prozentzahlen geben ihre Wirksamkeit hinsichtlich der Belastung an.

SCHADSTOFF BENZOL

Hedera helix (Efeu) 90%
Spathiphyllum »Mauna Loa« (Einblatt) 80%
Dracena marginita (Drachenbaum) 79%
Dracaena deremensis »Janet Craig« 78%
Epiprenum aureum (Efeutute) 73%

Dracaena deremensis »Warnecki« 70%
Gerbera jamesonii 86%
Chrysanthemum morifolium 54%
Sanseviera laurentii (Bogenhanf) 53%
Aglaonema modestum (Kolbenfaden) 48%

SCHADSTOFF FORMALDEHYD

Aloe barbadenis (Echte Aloe) 90%
Musa oriana (Banane) 89%
Chlorophytum elatum (Günlilie) 86%
Philodendron domesticum 86%
Philodendron sellum 76%
Philodendron oxycardium 71%
Dracaena massangeana 70%
Epipremnum aureum 67%
Ogonium podophyllum (Eselskopf) 61%

SCHADSTOFF TRICHLORETHYLEN

Chrysanthemum morifolium 41%
Gerbera jamesonii 35%
Dracaena deremensis »Warneckii« 24%
Spathiphyllum »Mauna Loa« 23%
Dracaena deremensis »Janet Craig« 18%
Dracaena marginita 13%
Sanseviera laurentii 13%
Hedera helix 11%
Ficua benjamina (Feigenbaum) 11%
Epipremnum aureum 9%

(Aus: *Longevity*, November 1990, Bericht von Dr. B. C. Wolverton, USA)

Pflanzen wie der Zimmerbambus können nicht nur gesundheitlich helfen, sie steigern auch die Kreativität und erzeugen eine wunderbare Raumenergie. Stellen Sie Bambus nicht in die pralle Sonne, damit er seine Wirkung entfalten kann. Wer energiemüde und antriebsarm ist, sollte sich einen Orangenbaum ins Zimmer holen. Er wandelt negative in positive Schwingungen um und vermittelt Freude am Leben. Nicht nur Freude, auch Liebe und Gefühle der Zuneigung und Freundschaft verbreitet die Topfrose mit ihren zartrosa farbigen Blüten. Sie fördert die Liebe zu den Menschen und der Schöpfung. Wenn Sie alleinstehend sind, ist die Topfrose eine ideale Pflanze. Ein ebenso guter Gefährte ist der Schwertfarn, der nicht nur Schadstoffe abbaut, sondern auch Menschen bei geistiger Teamarbeit hilft.

In jedem Fall sollten sie mit Ihren Pflanzen in Zwiesprache treten, da Forscher herausgefunden haben, dass dies nicht nur den Pflanzen hilft, es hilft auch unserer eigenen Seele. Sie kennen das: Eine Nachbarin verschenkt ihre Pflanze einem anderen Mieter, der bekannt dafür ist, dass er einen *grünen Daumen* hat. In der Tat, er kümmert sich nicht nur rührend um seine Blumen, er spricht auch mit ihnen und lobt sie für jedes neue Blatt. Kommen kranke und halb verwelkte Pflanzen zu ihm, dann dauert es nicht lange, und sie erholen sich. Wenn Sie keine Zeit haben, sich um Ihre Pflanzen zu kümmern, weil Sie auf Reisen sind, dann beauftragen Sie jemanden, der ein gutes Herz hat und es gut mit Ihren Pflanzen meint, sonst werden diese selbst bei bester Pflege traurig die Köpfe hängen lassen. Sprechen Sie auch mit Ihren Pflanzen, bevor Sie wegfahren, damit sie nicht entmutigt sind, wenn plötzlich ein anderes Gesicht auftaucht.

Uns sollte wichtig sein, dass wir Pflanzen brauchen, da wir kaum mehr draußen in der Natur sind und uns so mit Sauerstoff versorgen. Das andere Problem ist, dass die Luft so stark belastet ist, insbesondere auch in den Innenräumen, dass es höchste Zeit wird, dass wir nicht nur beim Kauf von Möbeln und Accessoires darauf achten, welche Qualitäten sie haben, sondern auch zu Pflanzen greifen, die unser Raumklima nachhaltig verbessern.

PFLANZEN, DIE SIE MEIDEN SOLLTEN

Die Yuccapalme ist ein Überlebenskünstler der Wüste. Leider hat sie harte, spitze Blätter, die Ihr Energiefeld angreifen und attackieren können. Man kann in der Tat auch Kunden durch diese Palmen abschrecken und, wenn sie in der Wohnung stehen, Freunde verlieren.

Die Ficus-Benjamini-Bäume sind wunderbare Pflanzen für die Luftreinigung, andererseits entwickeln sie nahe der Heizung oder an Standorten in der Sonne giftige Dämpfe, die zu Lungenkrankheiten wie Asthma führen oder Allergien begünstigen können. Wer an Asthma oder Bronchitis leidet, ist schlecht beraten, wenn er sich eine solche Pflanze in den Raum stellt. Verzichten Sie ganz darauf! Auch Farne können Asthmaanfälle auslösen. Achtung auch vor Kakteen! Sie haben spitze Stacheln, die aggressiv wirken. Stellen Sie den Kaktus in einer sicheren Entfernung von anderthalb Metern zu sich auf. Der positive Aspekt der Kakteen ist die Fähigkeit der Pflanzen, Wasser zu speichern. Dadurch werden sie zum *Reichtumsspeicher*. Die Stacheln verteidigen den Reichtum. Wenn Sie Ihre Kakteen auf die Fensterbank in den Südosten stellen, wird sich die Reichtumsenergie zeigen. Denn blühen die Kakteen, blüht auch der Reichtum! Die Psychologie eines Kaktus ist vielfältig. Manche Meister sehen ihn auch als Abwehrmittel. Denn seine Stacheln verteidigen den Bereich, an dem sie stehen. Deshalb gehört ein Kaktus nie in den Bereich eines Geschäftseingangs, damit Sie die Kunden nicht vertreiben. Sollten Sie in Ihrem Büro bereits Kakteen haben, könnten Sie selbst als eine Person gesehen werden, mit der es nicht leicht auszuhalten ist. Sie könnten quasi, wie Ihre Kakteen, nach außen hin *stachelig* wirken, vielleicht wie Ingrid Bergmann in *Die Kaktusblüte*. Sie spielt in diesem Film mit Rock Hudson eine scheinbar unnahbare Krankenschwester, ganz im Stil eines Kaktus, der schließlich am Ende doch zur Blüte gelangt.

Wer sich nicht abgrenzen kann und wem das *Nein sagen* schwer fällt, gewinnt mit dem Kaktus an Stärke und Durchsetzungskraft. Entscheiden Sie selbst, welcher Symbolgehalt Ihrer Kakteen anzuwenden ist.

Nun zurück zu den Pflanzen, die uns nicht gut tun. Kennen Sie den Zusammenhang zwischen Klimaanlagen, Asthma und Farnen? Stehen Farne in der Nähe der Klimaanlage, können sich durch den Luftzug die kleinen Härchen an der Unterseite der Farnblätter leichter ablösen, in die Atemluft gelangen und schließlich Allergien und Asthma auslösen.

Achten Sie darauf, in das Kinderzimmer keine Dieffenbachie zu stellen, der Saft der Blätter ist giftig.

Unbedingt zu meiden sind grundsätzlich Pflanzen im Schlafzimmer, da die meisten von ihnen ihren Stoffwechsel nachts umstellen und statt Sauerstoff Kohlendioxyd produzieren. Auch die Schimmelpilzbildung auf der Pflanzerde sollte nicht unterschätzt werden. Pflanzen sind im Allgemeinen ungeeignet für den Platz der Ruhe und des Schlafes. Deshalb gilt: Wollen Sie gesund bleiben, bringen Sie die Pflanzen an einen anderen Ort.

PFLANZEN HABEN EIN GEDÄCHTNIS

Stellen Sie sich vor, Sie könnten mit einer Pflanze reden – und sie würde Ihnen auch antworten.

Über einen Polygraphen können Sie das: Pflanzen geben Impulse ab, die über Polygraphen in einen Zeigerausschlag umgesetzt werden. Wenn alles in Ordnung ist, schlägt der Lügendetektor kaum aus, auf Unwahrheiten reagiert die Pflanze mit heftigen Zeigerausschlägen. So geschehen bei einer Versuchsanordnung des Psychiaters Dr. Aristide H. Esser, Leiter der Forschungsabteilung des Rockland State Hospital in Orangeburg, New York. Er wollte feststellen, ob eine Pflanze auch eine Gedächtnisleistung erbringen kann. Nachdem er einen Philodendron, der von einem Mann aufgezogen worden war, verkabelt hatte, stellte er dem Besitzer der Pflanze einige Fragen, bat ihn aber, auf einige Fragen bewusst falsch zu antworten. Die Pflanze hatte keinerlei Schwierigkeiten, die Wahrheit von der Unwahrheit zu trennen! Mittlerweile ist erwiesen, dass Pflanzen auf einer Frequenz von 10 Hertz tatsächlich mit den Menschen kommunizieren. Das erklärt auch, warum Pflanzen so gut auf Zuspruch wachsen – oder verkümmern, wenn sie unbeachtet bleiben.

Das Schlimmste, was man darüber hinaus einer Pflanze antun kann, ist, eine Zigarette in der Blumenerde auszudrücken. Feuer bedeutet für die Pflanze Alarm, sie reagiert sehr heftig darauf und stellt sich tot! Ihr gesamter Stoffwechsel kann zum Erliegen kommen. Tun Sie dies öfter, wird die Pflanze sterben.

Die Kommunikation zwischen Pflanzen und Menschen ist sogar unabhängig von der Entfernung des Menschen zur Pflanze. Sie reagiert sogar, wenn Sie im Flugzeug sitzen und Angst vor der Landung haben. Wenn Sie während Ihrer Abwesenheit einem Nachbarn die Schlüssel in die Hand gedrückt haben und dieser die Pflanzen nur widerwillig pflegt bzw. noch schlimmer, seine möglicherweise bösartigen Gedanken nicht beherrscht, werden Sie die Pflanze nach Ihrer Rückkehr in einem völlig desolaten Zustand wieder finden – trotz des Gießens!

EINEN APFELBAUM PFLANZEN

Im Feng Shui ist der Gedanke weit verbreitet, dass man bei der Geburt eines Kindes einen Apfelbaum im Garten pflanzt. Sollte man keinen Garten besitzen, kann auch eine Kübelpflanze auf dem Balkon Pate stehen. Wer auch keinen Balkon besitzt, kann die Patenschaft über einen jungen Apfelbaum in der Umgebung übernehmen. Sie wissen sicher warum. Der Mensch erinnert sich früher oder später, dass er und die Pflanzen sich auf ein und derselben Frequenz befinden. Wächst nicht auch der Baum wie das Kind?

Der Apfelbaum steht im Feng-Shui-Denken für die gute Gesundheit und wird sich kräftig entwickeln und gute Früchte tragen, so wie das Kind gedeihen wird. Im Alter spendet er Schatten und Früchte für die ewige Jugend. Schon im Paradiesgarten war es der Apfel und kein anderer Baum, der die Erkenntnis brachte.

GESUNDE, ENERGIEREICHE WOHNBEREICHE MIT PFLANZEN SCHAFFEN

Wer Fülle in sein Leben lassen möchte, benötigt blühende Pflanzen. Sollte keine Topfpflanze griffbereit sein, wirkt auch ein prächtiger Blumenstrauß. Er kann einem Raum und damit den Bewohnern durch seine Farbpracht einen sofortigen Energiekick geben. Er verbessert in den ersten drei Tagen seines

Daseins das Chi enorm. Pflanzen bringen Lebensfreude in den Raum. Entfernen Sie allerdings so schnell wie möglich abgestorbene, verwelkte Pflanzenteile und tauschen Sie das Wasser täglich aus.

Entfernen Sie Blumensträuße nachts aus Ihrem Schlafzimmer. Wenn Sie doch einmal etwas Getrocknetes haben sollten, dann achten sie darauf, dass es so frisch wie möglich aussieht, als sei es gerade erst gepflückt worden. Sieht ein Strauß alt und vertrocknet aus, spricht man von Yin-Chi und damit von abbauenden Kräften. Schales Blumenwasser und Weihnachtskränze in der Osterzeit lassen vermuten, dass die Bewohner nicht mehr genügend Kraft haben, ihre Aufgaben zu bewältigen. Besser sind künstliche, wie echt aussehende Pflanzen, die aufgrund ihrer Symbolwirkung immer noch enorm viel Chi anziehen. Wenn Sie in Bereichen, in denen sich keine Blumen halten, diese Ersatzblumen verwenden, ist das legitim, allerdings sollte ihr Anteil gegenüber den echten Pflanzen gering sein.

9
ENERGIEREICHE WOHNBEREICHE SCHAFFEN

Wenn Sie energiereiche Wohnbereiche schaffen wollen, in denen Kreativität und Vitalität herrschen, ist der erste Schritt, dass Sie den Grundrissplan Ihres Hauses zunächst in acht Himmelsrichtungen einteilen. Dazu bestimmen Sie mit einem Kompass die Himmelsrichtung. Wenn Sie einen Lageplan besitzen, können Sie aus ihm die Himmelsrichtung ebenfalls entnehmen. Sollten Sie Hilfe bei der Einteilung benötigen, bietet die Firma Casa Solarte in Breisach eine Kompassscheibe zur Einteilung Ihres Planes an. Die Adresse finden Sie im Anhang.

Sobald Sie das Zentrum, die Mitte des Grundrisses, festgelegt haben, können Sie sich die einzelnen Himmelsrichtungen genauer anschauen. Vielleicht entdecken Sie jetzt, dass einige Bereiche des Grundrisses fehlen.

Jede Himmelsrichtung ist mit einem Meridian, Organ und Lebensbereich verbunden. Stellen Sie zunächst fest, ob eine Hausecke fehlt. Nehmen Sie eine Seite Ihres Hausgrundrisses und teilen diese durch drei. Sollte ein Bereich größer als ein Drittel der Gesamtlänge einer Hausseite sein, etwa durch einen Wintergartenvorbau, dann entstehen Fehlbereiche, die zu Problemen führen können. Die erste Aufgabe wird es sein zu erkennen, welches Problem Sie sich möglicherweise eingefangen haben. Jeder Fehlbereich wird außen durch Licht und Pflanzen ergänzt, im Inneren mit Spiegeln, Licht und auch Pflanzen, insofern es sich nicht um ein Schlafzimmer handelt. Gehen Sie davon aus, dass der Hauskörper so vollständig sein sollte wie der menschliche Körper. Wenn etwas fehlt, hat das Auswirkungen auf den Organismus Haus und auf den Organismus Mensch, da beide in einer Symbiose leben. Dennoch sollten wir zunächst einmal sehen, welcher Bereich mit welcher Problematik verbunden ist.

Fehlt die Nordecke, könnte es zu Karriereproblemen kommen. Sorgen Sie für einen ungehinderten Durchgang, für Beinfreiheit, lassen Sie Wasser sprudeln und schaffen Sie Platz. Vielleicht fehlt die Nordostecke, die Ecke des Wissens und der Bereich von Leber und Lunge. Geben Sie dem Bereich Frieden und Harmonie; wenn Sie wollen, hängen Sie das Bild eines Buddhas an die Wand oder stellen Sie eine weise Figur auf. Fehlt der Osten, kann es Familien- und Gesundheitsprobleme geben. Fehlt der Südosten, können finanzielle Probleme entstehen und Probleme in den Bereichen Magen und Milz-Pankreas. Überprüfen Sie, ob Ihre Pflanzen kräftigen Wuchs aufweisen und gut gedeihen. Sind die Pflanzen krank, steht es auch mit der Gesundheit nicht zum Besten.

Fehlt der Süden, gibt es mitunter Prestigeprobleme, im Organismus kann das Herz betroffen sein. Licht, rote Elemente und Pflanzen mit großen Blüten können hier helfen. Wem der Südwesten fehlt, dem fehlt der Bereich der Partnerschaft, der Frau und Mutter. Auch hier kann es zu gesundheitlichen Problemen kommen. Blasen- und Dünndarmprobleme könnten auftreten. Bringen Sie die Farben Gelb, Orange, Braun und Ocker ein, um den Bereich gemeinsam mit Pflanzen und Steinen zu stärken.

Fehlt der Westen, kann es Probleme im Bereich der Kinder und auf der körperlichen Ebene mit den Nieren geben. Glänzende Objekte und entsprechende Pflanzen, Spiegel und Licht können auch hier helfen. Wem der Nordwesten fehlt, wird insbesondere Probleme mit Helfern und Mentoren bekommen. Auf der körperlichen Ebene kann sich das in Gefäß- und Kreislaufbeschwerden bemerkbar machen.

Da sich alle Fehlbereiche auswirken, sollten Sie in den Räumen und im Garten nach Möglichkeit für einen Ausgleich sorgen. Gehen wir nun gemeinsam die Himmelsrichtungen Ihres Planes durch, um für die einzelnen Bereiche, insbesondere auch unter Zuhilfenahme von Pflanzen, etwas zu tun.

DER OSTEN

Wenn Sie kräftige Pflanzen mit großen Blättern in den Osten Ihrer Räume stellen, werden Sie die Kräfte der Familienharmonie wecken. Verzeihen Sie, vergeben und vergessen Sie, damit alte Verletzungen wieder heilen können. Befreien Sie sich von altem Gerümpel, Abgestorbenem und Verstaubtem. Sollte im Osten ein Schrank stehen, räumen Sie ihn gründlich auf. So sorgen Sie für einen guten Energiefluss und natürlich für ein harmonisches Miteinander. Zusätzlich hilft Musik des Waldes, Wasser- oder Mozartklänge. Grüne und blaue Farben in Verbindung mit hoch wachsenden Pflanzen garantieren in dieser Himmelsrichtung ein ausgeglichenes Gemüt der Bewohner und mehr Harmonie in der Familie. Sollten Sie in einem Jahr des Drachen geboren sein, dann können Sie bis zu fünf Drachen aufstellen, die sich nahe eines Zimmerbrunnens befinden sollten. Nicht geeignet ist diese Maßnahme für Menschen, die in einem Jahr des Hundes geboren sind, da sie sich nicht mit der ihnen gegenüberliegenden Drachenkraft verstehen, ja in einem Spannungszyklus liegen. Sie sollten Drachen meiden. Wenn Sie nicht in einem Drachenjahr geboren sind, aber eine führende Rolle in einem Unternehmen spielen, kann eine Figur oder ein Bild eines Drachens den Osten aktivieren. So erlangen Sie Gesundheit und ein langes, glückliches Leben.

DER SÜDOSTEN

Stellen Sie Pflanzen insbesondere im Südosten auf, um die Kraft und Energie des Reichtums anzuziehen. Reichlich von allem zu haben bedeutet auch, dass die Pflanzen wachsen und gedeihen. Wenn sich Ableger bilden, Blüten oder Früchte einstellen, ist das ein hervorragendes Zeichen, dass die Fülle in Ihr Leben kommt. Frei nach Goethe: wie innen, so außen, erleben wir auch, wie die Energie des Südostens mit unserem Knochen- und Gelenksystem in Verbindung steht. Pflegen Sie Ihre Pflanzen, um nicht nur Ihr Selbstwertgefühl zu steigern, sondern auch zu erleben, wie bereichernd das Leben sein kann, wenn man es mit anderen teilt. Wer gibt, erhält tausendfach zurück!

Vielleicht sind der *Ficus lyrata* (Geigenfeige), die *Schefflera arboricola* (Strahlenaralie), der *Philodenrdron bipinnatifidum* (Baumfreund) oder auch die *Fatshedera lizei* (Efeuaralie) genau die richtigen Pflanzen für Ihren Reichtumsbereich. Ergänzen Sie ihn mit einer Schale oder einen Brunnen mit Wasser, legen Sie in den Brunnen acht Geldmünzen und stellen Sie einen schönen Geldbuddha dazu, wenn Sie die asiatische Kultur mögen. Alle Maßnahmen zusammen bringen Energie und neuen Schwung in Geldangelegenheiten. Sie werden potentielle Chancen und Möglichkeiten in Ihrem Leben leichter wahrnehmen, darunter auch Gelegenheiten, die Ihnen Erfahrungen von großem Wert vermitteln und Ihr Lebensglück bereichern.

Ich möchte Ihnen eine Begebenheit aus meiner Beratertätigkeit erzählen. Eine Familie im Stuttgarter Raum hatte sehr viel gesundheitliche Probleme. Mir fiel auf, dass in ihrem Garten achtzig Prozent des Baumbestandes verdorrt, morsch und krank waren. Der Garten war ungepflegt, und die Bäume verdunkelten das Haus so stark, dass auch im Sommer das Licht den ganzen Tag brennen musste. Auch innen sah es nicht besser aus. Die Pflanzen vegetierten vor sich hin. Erst als die Pflanzen im Hausinneren und auch der Garten gründlich durchgeforstet wurden und neue Pflanzen frische Energien versprühten, erholten sich auch die Bewohner. Ein völlig neues Lebensgefühl beflügelte sie. Das Unternehmen, das sie führten, expandierte, während es vorher auf wackligen Beinen gestanden hatte.

Die Symbole eines mit Gold beladenen Segelschiffes oder eine dreibeinige Kröte bringen Geld herein und können so helfen den Reichtum zu fördern, den Sie für Gesundheitszwecke einsetzen könnten.

DER SÜDEN

Wandern wir mit der Sonne nach Süden, kommen wir in den Bereich von *Ruhm und Anerkennung*. Die Himmelsrichtung wird vom Element Feuer beherrscht. Auch im Körper herrscht das Element Feuer. Hier wird der Herzmeridian bzw. das Organ Herz vom Feuer reguliert. Das Herz liegt förmlich auf der Zunge. Hat der Körper zu viel Hitze, wird die Zungenspitze rot. Wer vor Begeisterung sprüht, für eine Sache eintritt, mit verständnisvollen Worten umgeht oder Worte der Liebe wählt, wird immer ein ausgewogenes Feuer repräsentieren. In seinem Umfeld wird er ein beliebter und angesehener Mensch sein. Die Mittagssonne wandert und bringt warme Energien in südlich gelegene Räume. Sollte kein Fenster zum Süden existieren, ist die Wand dennoch wesentlich wärmer als die Wand im Norden. Licht, ein Kamin, Kerzen, rote Bilder und Pflanzen helfen die feurige Energie zu erzeugen. Pferdeskulpturen, Lotus- und Päonienblüten sind wunderbar, um das Glück zu mehren. Stellen Sie Pflanzen auf, die mit ihren roten Blüten, ihrer schlanken Form und den eleganten Blättern am besten zu dem Bereich *Ruhm* passen. Sie ziehen die Aufmerksamkeit auf sich und repräsentieren durch ihren Wuchs und die Farbe ihrer Blüten feurige Energien. Ideal ist die *Gloriosa rothschildiana* (Ruhmeskrone). Sie schenkt mit ihrer ureigenen Energie Zuversicht und Vertrauen. Neben der Ruhmeskrone eignen sich aber auch die *Hippeastrum Hybride* (Amaryllis Telstar) oder die *Scutellaria costaricana* (Helmkraut), um mehr Wärme, Klarheit und Erkenntnisfähigkeit zu erlangen.

DER SÜDWESTEN

Die Sonne wandert vom Süden in den Südwesten. Der Zenit ist überschritten. Die Energie des Tages geht nach dem Höhepunkt nun langsam wieder zur Neige. Die Nachmittagssonne bringt die Energie der Mutter Erde, der Nahrungsquelle mit sich. Man genießt zu zweit und empfindet die Kostbarkeit der Gemeinsamkeit. Im Körperlichen ist die Energie mit den Verdauungsorganen verbunden und wird von der Dünndarmenergie beherrscht. Der Dünndarm steht in der psychologischen Verbindung dazu, sich entscheiden zu müssen. Wer mit einem Partner zusammen ist, hat die klare Entscheidung getroffen, sein Leben mit einem anderen Menschen zu teilen. Betonen Sie die Energie der Partnerschaft, indem Sie Bilder von sich und Ihrem Partner im Südwesten der Wohnung aufstellen. Schöne Erinnerungen und Gegenstände, die Sie verbinden, zwei Herzen oder Granatäpfel können dazu beitragen, das Partnerschaftsglück zu erhalten. Stellen Sie Kerzen auf, die linke niedriger, die rechte höher (wenn Sie darauf blicken), legen Sie zwei unterschiedlich große Rosenquarze in diesen Bereich oder bringen Sie einen frischen Rosenstrauß in den Südwesten. All das trägt dazu bei, das Glück der Partnerschaft zu erhalten oder anzuziehen.

Es liegt bei Ihnen, wie Sie sich entscheiden. Wer auseinander gehen möchte und dies für beide Teile als den besten Weg sieht, wird gut tun, dies in beiderseitigem Einvernehmen zu tun. Beachten Sie Zeichen wie eine gesprungene Vase, ein heruntergefallenes Bild, einen verloren gegangenen Ehering oder eine Ente, die Sie nicht paarig, sondern allein aufgestellt haben. Da Enten niemals Alleingänger sind, wäre die einzelne Ente todtraurig – ein Zeichen dafür, dass sich einer vernachlässigt fühlt. Bei einem meiner Klienten sah ich zwei Enten im Bad: Eine saß rechts oben auf einem Regal und guckte in die dunkle Ecke des Raumes, die andere war weiter unten, links, und schaute zur Tür. Da die linke Ente mit der weiblichen Energie in Verbindung steht und die rechte mit der männlichen, schloss ich auf eine Trennung beider. Ich hatte Recht. Mein Klient war von seiner Freundin verlassen worden. Schließlich hatte auch die weibliche Ente zur Tür geschaut! Also schlussfolgerte ich, dass *sie* gegangen sein musste. Seine Ente war geblieben, auf höherer Position und Warte, fühlte sich erhaben über die unter ihm weilende weibliche Ente. An diesem Beispiel sehen Sie, wie wichtig es ist, auf Zeichen zu achten. Entfernen Sie Streitobjekte, Bilder und Gegenstände, über die Sie keine Einigkeit erlangen konnten. Natürlich gehört auch das Bild des Exfreundes oder das der Exfreundin des Geliebten nicht ins Schlafzimmer, schon gar nicht an die Wand. Ich sah dies bei einer Klientin und ich war erstaunt, wie hartnäckig sie vor ihrem Mann das Bild Ihres Exmannes verteidigte. Es musste an der Wand hängen bleiben und basta! Nun, zwei Jahre später waren die beiden geschieden ... Wollen Sie dies nicht und möchten Sie dazu beitragen, dass Harmonie und Liebe zwischen Ihnen walten, können Ihnen auch zwei Kristalle im Fenster helfen oder Farben aus dem Bereich Gelb, Orange, Ockerfarben, Braun und Beige.

Da der Südwesten auch weibliche Energien trägt, wirkt sich ein unansehnlicher und vernachlässigter Innen- oder Außenraum in dieser Himmelsrichtung nicht nur auf die Partnerschaft aus, er kann auch Probleme für die Frauen des Hauses, insbesondere die älteren Frauen oder Mütter, mit sich bringen. Eine Klientin hatte auf der Südwest- und Rückseite des Hauses eine ungünstige Begebenheit. Der Nachbar hatte angebaut. Eine Schreinerei war entstanden – und zu ihrem Leidwesen damit auch Lärmbelästigungen. Ein Gespräch mit dem Nachbarn brachte keine Klärung, schließlich prozessierte sie. Sie fühlte sich von seinem Tun gestört. Was war passiert? Er war auf der Südwestseite, der Seite der Frau und Mutter des Hauses eingedrungen, ihr regelrecht in den Rücken gefallen. Da sie keinen Partner an ihrer Seite hatte, war sie allein auf weiter Flur, der Nachbar, ein Mann, konnte sich gegenüber der allein dastehenden Frau leicht durchsetzen, obwohl er unrechtmäßig gebaut hatte. Mit einem Partner und einem starken Hausrücken hätte sich die Frau nicht angegriffen gefühlt.

Kristalle im Fenster, Enten und das Zeichen des doppelten Glücks können neben einem Baguaspiegel über der Tür das Glück wieder zurückkehren lassen. Ideal für den Bereich der Partnerschaft ist der *Hibiscus rosa-sinensis* (Hibiskus), die *Eustoma grandiflorum* (Prärieenziena) oder die *Monstera deliciosa* (Fensterblatt), die Harmonie in zwischenmenschliche Angelegenheiten bringt.

DER WESTEN

Ab 17 Uhr wandert die Sonne in den Westen und kündigt den späten Nachmittag an. Sie ist nun nicht mehr ganz so warm, die Luft kühlt sich ab. Die Energie der Nieren steht im Körper mit der sich entwickelnden Metallenergie des Westens, einer nach innen gerichteten Kraft, in Verbindung. Nieren und Blasenenergie stehen für essenzielle Energien. Die Emotionalität, die Kreativität, der Spaß am Leben und die Betätigung in einem künstlerischen Gebiet sind mit dieser Energieform verbunden. Wenn Sie Kinder möchten, sollten Sie den Westen Ihres Hauses aufräumen und Romantik, Kreativität und spielerische Leichtigkeit in das Leben lassen. Nehmen sie sich Zeit zum Leben, zum Glücklichsein, zum Spielen, zum Genießen, alles das erhält Ihre Gesundheit und hilft Ihnen in jedem Sinne Energie zu bewahren.

Wählen Sie die Farben Beige, Orange, Gelb und gebrochene weiße Farbtöne. Bringen Sie Helligkeit, Leichtigkeit und Lust in den Westen Ihrer Räume, um nicht nur die eigene Kreativität zu fördern und das Glück für vorhandene Kinder anzuziehen. Sie werden auch, insofern vorhanden, Ihren Kinderwunsch aktiv unterstützen. Wählen Sie Bilder mit Kugeln oder Kreisen in hellem Gelb oder hängen Sie ein schönes Oberton-Klangspiel auf. Vielleicht haben Sie Lust auf Kunst, dann ist ein glänzender Kunstgegenstand am besten geeignet. Windspiele, Kranichfiguren oder Bilder, aber auch runde Flusssteine, die man mit Goldfarbe anmalt, mehren das Glück. Zusätzlich helfen Pflanzen wie der *Plumbago auriculata* (Bleiwurz), die *Choisya ternata* (Orangenblume), die *Gardenia jasminoides* (Gardenie) oder die *Saintpaulia-Hybriden* (Usambaraveilchen).

DER NORDWESTEN

Am Abend erreicht die Sonne den Nordwesten. Gegen 21 Uhr sind die Gefäßregulatoren und das Kreislaufenergiesystem aktiv. Beschwerden in den angegebenen Zeiten sind auch immer Hinweise darauf, dass sich möglicherweise bereits Energieveränderungen in den angesprochenen Sektoren abspielen. Der Nordwesten ist aus der Sicht des Feng Shui mit den Themen Mentoren, hilfreiche Menschen, Freunde und dem Vater verbunden. Ein vernachlässigter Nordwestsektor in Haus und Garten kann zu Problemen in den genannten Bereichen des Lebens oder zu Erkrankungen männlicher Familienmitglieder führen. Wer dem entgegenwirken möchte, ist gut beraten, den Bereich hell zu gestalten, da die Energie, die sich hier aufhält, mit dem Himmel verbunden ist. Klarheit sollte herrschen und Übersicht. Vielleicht hat Ihr Haus hier eine Öffnung im Dach, und der Himmel kann eintreten. Da dies eine kühle Richtung ist, behalten wir den Kopf frei. Wir können uns konzentrieren. Aus der Konzentration heraus sind wir in der Lage, anderen etwas zu erzählen oder sie zu lehren. Wir hören hin und führen einen regen Gedankenaustausch. Es ist Abend. Die Arbeit ist vollbracht. Der Kopf ist frei für Entspannung, wir können die Zeit nun mit unseren Freunden teilen. Wir gehen mit unseren Freunden essen oder gemeinsam ins Theater, in ein Konzert oder ins Kino. Was auch immer Sie tun, die metallische Energie, die hier herrscht, erinnert uns an die Notwendigkeit, mit anderen zu kommunizieren und Freundschaften zu pflegen. Wer selbst Hilfe erhalten möchte, muss bereit sein, diese zu geben. Einen großen Freundeskreis zu haben kann sich als wertvolle Unterstützung im Leben herausstellen. Wollen Sie selbst mehr Hilfe im Leben, sollten Sie sich fragen, ob Sie bereit sind zu geben und anzunehmen. Bitten Sie um Hilfe? Können Sie Hilfe annehmen und sich dafür auch gebührend bedanken? Lassen Sie andere zu Worte kommen oder geht es Ihnen einzig nur um sich? Die nachfolgenden Fragen helfen Ihnen, Ihre Gesundheit zu erhalten und gute Beziehungen zu anderen aufzubauen:

Gebe ich gern? Wie viel bin ich bereit, unaufgefordert zu geben? Eine Tasse Tee, ein kleines Geschenk, eine Handreichung? Gebe ich meine Zeit einem Menschen, der sie dringend benötigt? Wer gibt, erhält zurück. Deshalb sollten Sie offen sein und dem anderen ohne einen Anflug von Neid auch Lob und Anerkennung geben. Wer Freunde gewinnen möchte, sollte sich auch fragen, ob sich die anderen in seiner Gegenwart wohlfühlen. Wer sich bei Ihnen nicht wohlfühlt, wird den Kontakt über kurz oder lang abbrechen. Verschenken Sie Dinge, die anderen Freude bereiten? Bleiben Sie aufmerksam gegenüber den Bedürfnissen der anderen, um ihnen Freude zu bereiten. Nach dem Prinzip des Energieaustauschs fließt Ihnen diese Freude wieder zu. Wenn sie im Gespräch sind, dann sprechen Sie Ihr Gegenüber öfter mit dem Namen an. Bedenken Sie, dass Sie damit dem anderen gegenüber Wertschätzung ausdrücken, denn jeder Mensch ist stolz auf seinen Namen! Belasten Sie vor allem andere nicht ständig mit Ihren Problemen. Nichts ist anstrengender, als wenn Sie ständig über Ihre Probleme reden und dem Anderen keine Chance geben, ja nicht einmal nachfragen, was er auf dem Herzen hat. Wenn alles dies keine Probleme für Sie sind, dann fragen Sie sich, ob Sie Ihrem Gegenüber ein aufrichtiges Kompliment gemacht und einen freundlichen Umgangston gepflegt haben? Es gibt ein Sprichwort, das lautet: *Wie es in den Wald hinein ruft, so schallt es zurück!* Deshalb gilt auch: Grüßen Sie Ihr Gegenüber und seien Sie feinfühlig genug zu erkennen, wann der andere gehen oder etwas sagen möchte. Hat er etwas gesagt und bittet Sie, es für sich zu behalten, dann tun Sie dies auch. Viele Probleme ließen sich vermeiden, wenn Geheimnisse nicht kundgetan würden. Das spart Energie und graue Haare.

Wer *die hilfreichen Hände* anziehen möchte, sollte darüber hinaus einen runden Esstisch haben, der das Element Metall repräsentiert, und Bilder mit freundlichen Menschen und Händen, die aufeinander zugehen. Glocken, Metallschalen oder runde Metallkugeln mehren das Glück zusätzlich. Laden Sie zum Essen ein, im Sommer auch in den Garten, und pflanzen Sie den *Cystisus kewensis* (Ginster), die *Ipomoea purpurea* (Prunkwinde) oder die *Clematis montana* (Clematis Rubens). Bringen Sie die ausgleichende Energie in den Garten oder holen Sie sich die *Primula obconica* (Becherprimel), die *Sansevierea trifasciata* (Bogenhanf) oder das *Cyclamen persicum* (Alpenveilchen) in Ihr Domizil, so erhalten Sie Unterstützung bei der Erreichung Ihrer Ziele.

DER NORDEN

Um Mitternacht ist die Sonne versunken, es herrschen Dunkelheit, Feuchtigkeit und Kühle. Innerhalb des Hauses ist die Nordwand am kühlsten, außen bilden sich leicht Grünspan und feuchte Wände. Die Energie des Nordens ist eine Wasserenergie und der Meridian, der um diese Zeit mit Energie durchflutet wird, ist der Gallenenergiestrom. Da in diesem Bereich um Mitternacht am meisten Energie herrscht, ist nach der Mittag-Mitternacht-Regel das gegenüberliegende Organ und Meridiansystem am wenigsten mit Energie versorgt. Das ist auch der Grund, warum sich die meisten Herzinfarkte um Mitternacht ereignen, wenn das Herz zu wenig Energie hat oder mittags, wenn das Organ einen Energiestoß erhält, zwischen 11 und 13 Uhr. Beide Zeiten sind kritisch. Die kritischste Zeit ist jedoch die Mitternachtszeit. Deshalb sollte man auch vor 23 Uhr zu Bett gehen, um in dieser hoch sensiblen Reparaturzeit nichts anderes zu tun als zu ruhen. Der Körper ist weise genug, sich selbst zu helfen, wenn wir ihm nur ein bisschen Ruhe gönnen.

In der Ruhe liegt die Kraft. Man weiß, dass der Norden mit der Energie der Karriere verbunden ist. Zufriedenheit und Willenskraft können in der Ruhe gesammelt werden. Stellen Sie im Norden Ihrer Wohnung Wasserbrunnen auf, hängen Sie Bilder mit Wasser- oder blauen Motiven auf und verwenden Sie Licht, Spiegel und Pflanzen, die eine Atmosphäre schaffen, in der sich Ihre beruflichen Aussichten verbessern und Ihre Energien regenerieren können. Zusätzlich sind Motive von Fischen und Schildkröten hilfreich. Günstig sind auch ein Aquarium oder ein Teich im Außenbereich.

Unterstützen Sie den Norden in Ihrer Wohnung, um selbst gesundheitlich und beruflich davon zu profitieren, auch mit Pflanzen. *Myosotis sylvatica*, (Vergissmeinnicht), *Soleirolia soleirolii* (Bubikopf) oder *Dioscorea elephantipes* (Zimmerlinde), *Lavandula angustifolia* (Lavendel), *Chlorophytum comosum* (Grünlilie) und *Mandevilla laxa* (Jasmin) gehören zum Norden.

DER NORDOSTEN

Die Sonne geht im Nordosten auf. Ein großer Anteil violetter Strahlen des Lichts weckt uns mit neuer Kraft. Deshalb ist es günstig, wenn ältere Menschen ein Schlafzimmer in der östlichen Himmelsrichtung wählen, damit sie diesen Impuls der Yang-Energie erhalten. Allerdings sollten bettlägerige Menschen ein helles Zimmer mit einer schönen Aussicht haben, damit sich ihre Heilungsaussichten verbessern.

Die Himmelsrichtung Nordosten liegt dem Südwesten direkt gegenüber. Beide sind – mit dem Zentrum Ihres Grundrisses – die Bereiche der Erde, mit der Ausnahme, dass der Nordosten der Weisheitsbereich ist. Durch Meditation und Ruhe sind wir in der Lage, den Anforderungen des Lebens gerecht zu werden. Weisheit ist auch in der Partnerschaft wichtig, um durch kontinuierliches Wirken an den Grundlagen der Liebe zu wachsen. Bringen Sie die Farben Rot zur Aktivierung dieses Bereiches mit ein, Gelb, Orange, Gold- und Brauntöne. Bilder von Bergen ohne Wasser sind förderlich, im Garten große Steine, Amphoren, Tonvasen, Porzellankrüge, Lichter, Kristalle oder Keramikschalen. Mit Pflanzen wie *Agapanthus praecox*, der Schmucklilie, *Erica gracilis*, der Topfheide, oder der *Argyranthemum frutescens,* der Strauchmargerite, können Sie ebenfalls die Energien dieses Bereiches stärken.

10
SYMBOLE DES GLÜCKS UND LANGEN LEBENS

Es gibt eine Vielzahl von Symbolen, die uns umgeben. Einige davon sind der Körperenergie eher abträglich. Hauptsächlich stelle ich dies in meinen Raumuntersuchungen bei Masken aus Afrika und Asien fest. Bilder mit zerstückelten Inhalten, kranken Bäumen und schwarzen, aufgewühlten Gewässern sind ebenfalls nicht aufbauend. Dazu gehören auch Kunstwerke, die nicht ganz, sondern offensichtlich in Stücken sind. Wer aus einer Konkursmasse kauft, ist schlecht beraten. Auch dies wirkt sich aus. Umgeben Sie sich stattdessen mit Bildern und Symbolen, die die Körperenergie aufbauen, die eine positive, lebensbejahende Stimmung in sich tragen. Sehen Sie dazu einige Beispiele, die als Klang, Bild oder Skulptur in Ihrer näheren Umgebung das Leben verbessern.

KLANG

Der Klang eines Zimmerbrunnens oder das Rascheln von Bambus im Wind sind heilsame Klänge. Die Natur ist der beste Lehrmeister. Es gibt CDs mit Vogelzwitschern oder Wassergeräuschen, die in einer Stadtwohnung sehr heilsam sein können. Klangspiele aus Metall sollten Sie nicht in Türnähe aufhängen und draußen nur dann, wenn Sie damit keinen Nachbarn stören. Entfernen Sie am besten den Klöppel und hängen Sie es in den Norden, den Bereich der Karriere, oder in den Nordwesten, den Bereich der hilfreichen Freunde. Wenn es im Westen hängt, ist es Glück bringend für die Kinder, für Kreativität und Zukunftsaussichten. In anderen Bereichen sollten Sie lieber darauf verzichten. Hängen Sie Holz- oder Bambusklangspiele im Osten Ihres Gartens in die Bäume, um die Gesundheit zu mehren, oder in den Südosten, um den Reichtum zu fördern.

HIRSCH

Der Hirsch, *Lu*, ist schnell, ausdauernd und wohl das bekannteste Symbol des langen Lebens. Stellen Sie seine Skulptur in den Osten oder hängen Sie ein Bild auf. Die Chinesen gehen davon aus, dass es erstrebenswert sei, ein langes Leben zu genießen, da man in jungen Jahren hart für einen gesegneten Ruhestand arbeite und im Alter die Früchte genießen könne. Da das Wort Hirsch ähnlich klingt wie das Wort gutes Einkommen, mehrt er auch den Wohlstand.

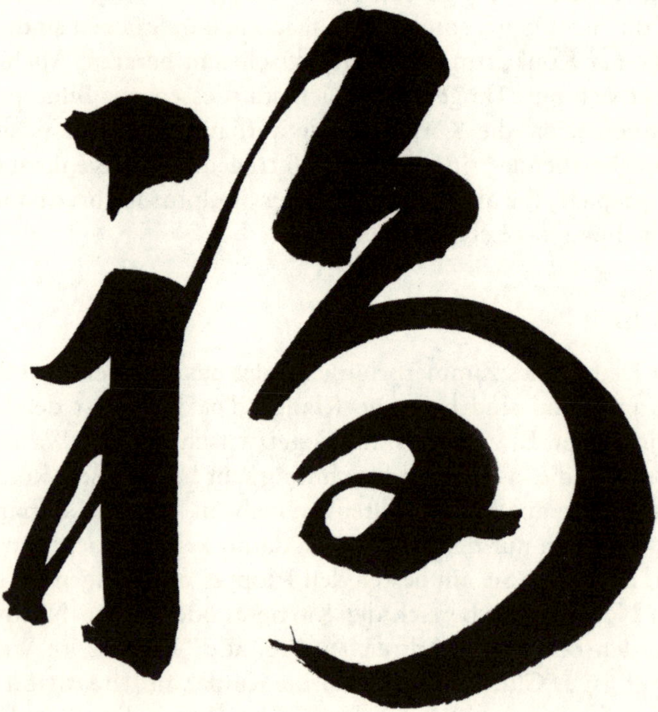

Das chinesische Schriftzeichen für Glück

BUDDHA

Das Leben des Erleuchteten, Buddha, ist ein Vorbild für jeden, sich aus eigener Kraft und in göttlichem Einvernehmen aus Leid- und Schuldprogrammen zu befreien. Der Buddha ist ein Symbol des inneren Friedens, der Weisheit und der Gelassenheit. Heute fehlt es vielen Menschen an innerer Gelassenheit. Gesundheit entsteht, wenn wir in unserer Mitte sind. Viele Krankheiten ließen sich heilen, wenn der Mensch erkennt, warum er krank ist. Die Erkenntnis selbst ist der erste Weg zur Heilung.

Schließen Sie Frieden mit sich selbst und anderen. Vergeben Sie, wo nötig, und legen Sie Hass, Streit und Eifersucht ab. Gesundheit ist ein vollkommener Zustand der Harmonie. Die Abwesenheit von Gesundheit ist das Verharren in einem emotionalen Zustand der Disharmonie. Lernen Sie von Buddha und werden Sie still. Hören Sie in sich hinein, um zu erkennen, was richtig und was falsch ist. Ihre Seele weiß genau, was zu tun ist, Sie werden die Hilfe zur richtigen Zeit erhalten. Hängen Sie ein Bild Buddhas auf oder stellen Sie einen Buddha in den Nordosten Ihrer Räumlichkeiten. Auch im Garten kann der Buddha im Nordosten die nötige Unterstützung geben.

KRANICH

Der Kranich symbolisiert Gesundheit und ein langes, glückliches und erfolgreiches Leben. Als Bote des Frühlings ist er der Überbringer guter Botschaften, der Erneuerung und Regeneration. Hängen Sie sein Bild auf oder stellen Sie eine Skulptur in den Osten oder Nordosten. Insbesondere auf der Blickseite Ihres Hauses im Garten ist er ein wunderbares Symbol. Zusammen mit einer Kiefer wird das Symbol der Langlebigkeit noch verstärkt. Als Jadeamulett getragen, soll er gegen Müdigkeit und Abgeschlagenheit helfen.

GOTT DER LANGLEBIGKEIT

Der Gott der Langlebigkeit ist *Sau*, wohl der bekannteste taoistische Gott. Er steht für ein glückliches, gesundes und zufriedenes Alter. In der rechtenHand hält er den Pfirsich der Jugend und Gesundheit, in der linken Hand den Stock, der ihm Kraft gibt. Sein Gewand zeigt die Symbolik der Wolken, des Himmels. Er ist ein Abgesandter des Himmels und der Erkenntnis, dass Gesundheit ein Gut aller sein könnte. Stellen Sie seine Figur in den Osten Ihrer Wohnung, wo er seine wohltätige Kraft entwickeln wird. In China überreicht man insbesondere dem Vater der Familie dieses Symbol, damit er seine Gesundheit und Kraft bis ins hohe Alter erhält.

MÜNZEN

Die gelochten Münzen sind seit dem 7. Jahrhundert v. Chr. im Gebrauch. Ihre runde Form steht für den Himmel, das Loch in der Mitte für die Erde. Gemeinsam verkörpern beide Formen Yin und Yang. Der Schriftzug bringt langes Leben, Ehre und Reichtum. Wollen Sie eine Unglückssträhne beenden, nehmen Sie neun Münzen, ziehen ein rotes Band (Rot ist die Farbe der Freude und des Glücks) durch das Loch und verknoten es. Hängen Sie dann die neun Münzen am Band über den Hauseingang. Man kann das auch im Inneren der Tür machen, wenn es außen keine Möglichkeit geben sollte. Die Münzen lassen sich aber auch für Reichtum verwenden. Dann werden in der Regel drei Münzen in einen roten Glücksumschlag unter eine kräftig wachsende Pflanze im Südosten gelegt, damit sich der gewünschte Reichtum einstellt.

Haben Sie immer eine Münze in einem roten Umschlag im Portmonee und geben Sie dann einen Geldschein Ihrer Wahl hinzu, damit das Geld nie ausbleibt. Einige schwören auf acht Münzen am roten Band, die sie im Bereich der Kasse aufhängen und die ihnen unglaublich viel Glück gebracht hätten. Wenn Sie einen Reichtumsbuddha haben, legen Sie ihm drei Münzen zu Füßen, Räucherungen und Blüten, damit er für Sie tätig werden kann.

PFIRSICH

Der Pfirsich ist die Frucht der Unsterblichkeit. Es wird berichtet, dass die *acht Unsterblichen* in den Garten der Königin Hsi Wang Mu gegangen seien und von dieser Frucht gegessen und ihre Unsterblichkeit erlangt hätten.

SCHILDKRÖTE

Die Schildkröte gehört mit dem Tiger, dem Drachen, dem Phönix und der Schlange zu den fünf himmlischen Tieren. Sie stellen gemeinsam das ideale Wohnumfeld dar. Die Schildkröte ist bekannt durch das *Lo Shu*, die neun Bereiche des Schicksals. Sie brachte auf ihrem Rücken die Erkenntnis, als sie vor Tausenden von Jahren dem Flusse Lo entstieg und dadurch die Geheimnisse des achtseitigen *Baguas* enthüllte.

Platzieren Sie die Schildkröten auf der Rückseite Ihres Hauses oder in ihrer Himmelsrichtung, dem Norden. Die Schildkröte symbolisiert die günstigen, glücklichen Zufälle; ihr Element ist das Wasser. Insbesondere im östlichen Bereich fördert sie die Gesundheit. Sie können natürlich auch eine lebendige Schildkröte halten. Wir hatten in unserem Elternhaus eine Schildkröte, die im Sommer draußen lebte und im Winter drinnen. Meine Mutter berichtete zu meinem Erstaunen, dass sie immer noch lebt, obwohl wir sie schon vor vierzig Jahren in unserem Haus hatten. Das Glück, dass sich bei uns angesammelt hat, floss uns vier Kindern zu.

Natürlich können Sie das Bild einer Schildkröte im Norden Ihres Hauses aufhängen. Sie wird den Bewohnern durch ihren Panzer symbolisch Schutz geben; durch ihre langsamen, sparsamen Bewegungen steht sie dafür, dass man mit Ruhe und Kontinuität auch zum Ziel kommt, ganz nach dem Motto: *Der Weg ist das Ziel!* Die Schildkröte bringt Ruhe in alle Wohnungen, in denen es zu hektisch zugeht, gleichwohl unterstützt sie im Norden die Karriereaussichten.

KIEFER

Die Kiefer steht für gute Gesundheit, langes Leben, Treue, Festigkeit und unerschütterliche Loyalität. Sie ist ein äußerst beeindruckendes Feng-Shui-Mittel. Eine einzelne Kiefer im Garten genügt, insbesondere auf der Ostseite des Hauses. Bedenken Sie bei allen Feng-Shui-Mitteln, dass Übertreibung schadet.

LICHT

Wo Licht ist, ist Leben. Licht ist die höchste Energiequelle, die die Macht der Sonne widerspiegelt. Alles Leben auf diesem Planeten wird vom Licht begünstigt. Vor allem, wenn Sie im Erdgeschoss wohnen, benötigen Sie Lampen, die das Licht nach oben tragen. Geben Sie Strahler in Ihre Pflanzen, benutzen Sie Wand- oder Stehlampen.

Vor allem, wenn die Decke niedrig und dunkel ist, brauchen Sie die Kraft des Lichts, die Energie nach oben trägt, Ihnen das Leben unterstützt. Lasieren Sie die Decken hell oder entfernen Sie diese, wenn es Zwischendecken sein sollten, die den Raum erdrücken. Benutzen Sie helle Farben und Stoffe. So wird Licht in Ihr Leben kommen und sich das Leben wohlwollend, befreit, glücklich und gesund anfühlen. Verzichten Sie auf Leuchtstoffröhren, die ein Problem darstellen, da sie flimmern und einen Starter in sich tragen. Günstig für Bereiche, an denen sie nicht schlafen oder arbeiten, sind die Halogenleuchten, die einen Mangel an Licht ausgleichen können.

Kerzen können auch Lichtquellen sein, nur lassen Sie diese nicht unbeaufsichtigt. Mit ihrer dem Feuer gleichen Ausdrucksform ziehen sie Menschen an. Wir haben zu Hause immer eine Kerze bei Tisch an, natürlich auch am Abend. Besonders Duftkerzen können auf die Gesundheit und Ausgeglichenheit Einfluss nehmen und Harmonie in den Raum tragen.

Ist Ihr Raum sehr hoch, bringen Sie das Licht so an, dass es nach unten strahlt bzw. die bodennahen Bereiche beleuchtet sind. Auch Kristalllüster sind gut geeignet, Glück anzuziehen. In einem offenen Treppenhaus, in einem Eingang oder in der Mitte über einem Esstisch trägt eine solche Lampe dazu bei,

Chi anzuziehen und das Glück der Bewohner zu mehren. Licht benutzt man auch dazu, einen fehlenden Hausbereich auszugleichen. Bringen Sie im Außenbereich eine Lampe an, um die fehlende Energie zu ergänzen.

Rücken Sie etwas ins Licht, entgeht es nicht der Aufmerksamkeit. Unter meiner Lampe auf dem Schreibtisch steht meine Familie. Wenn es aber darum geht, mich in Erinnerung bei anderen zu bringen, lege ich seine oder ihre Visitenkarte unter das Licht. Bald schon rufen sie von sich aus an! Sie können dieses Prinzip auch nutzen, um sich besser an die Einnahmezeiten Ihrer Medizin zu erinnern.

RÄUCHERUNGEN

Düfte gehören seit Millionen von Jahren zum Leben. In der heutigen Zeit entdecken wir über den Duft der Pflanzenessenzen unsere seelische Kraft neu. Duftessenzen sprechen 10 Millionen Riechsinneszellen an, die die Informationen direkt zum Gehirn weiterleiten. So lösen Duftreize eine Reihe körperlicher und emotionaler Reaktionen auf der unterbewussten Ebene aus. Mit den Räucherungen schaffen Sie den Zugang zu unbewussten Bereichen und der Natur selbst.

Alle Kulturen haben Schriften über die Wirkung der Räucherungen hinterlassen; von Indien, China, Ägypten bis nach Griechenland und Rom herrschte ein reger Handel mit den aromatischen Essenzen. Ihre Eigenschaften, Heilwirkungen, ihre Yin- und Yang-Polaritäten und elementaren Wirkungen machen sie auch heute zu äußerst hilfreichen Mitteln des Feng Shui.

Essenzen der *Aromatherapie* helfen, sich besser zu konzentrieren, Balance, Harmonie und Stresslösung in unser Leben zu bringen.

Die Engelessenzen *Christian Angel* bringen Hilfen in Lebensbereiche, wo wir sie am meisten benötigen. Überall wo Streit herrscht, sind die Engelessenzen ideal. Öffnen Sie Ihr Herz und lassen Sie Liebe und Vergebung walten.

Für alle, die mit vedischer Medizin arbeiten, gibt es die speziellen vedischen Räucherungen *Vedic Aroma,* die eine Ayurveda-Therapie unterstützen.

Die Buddha-Räucherungen *Buddha Delight* sind Essenzen, die man den Buddhas zur Verfügung stellt. Die Düfte reinigen und klären und sind sehr gut auch für Raumreinigungen geeignet. Wenn Sie ein neues Domizil beziehen oder die Atmosphäre von negativen Energien reinigen wollen, können Sie *Buddha Delight* verwenden.

Die Räucherung *Moksh* bietet Ihnen einen wärmenden und schützenden Duft, der auch sehr gut für diejenigen geeignet ist, die allein sind oder sich allein gelassen fühlen. Warme Sandelholzdüfte geben Ihnen das Gefühl von Ruhe und Geborgenheit.

Lassen Sie die Liebe in Ihr Leben ein und probieren Sie den Duft *Nagchampa*. Dieser berühmte Duft wird nach alter Kunst aus reinen Kräutern hergestellt. Verwandeln Sie die Atmosphäre in ein liebevolles »Angenommensein« und erleben Sie die wohltuende Wirkung.

Aus der Traditionellen Chinesischen Medizin sind Kräuter zur Heilung bekannt. Die Duftessenzen *Natural Therapy* helfen das gesunde Gleichgewicht wieder herzustellen und unterstützen die Atmungsorgane, das Kreislaufsystem oder das Magen-Gallen-System. Sie helfen auch, wenn man nach langen Krankheiten Räume damit reinigt.

11
GESUNDHEIT UNTER DER LUPE

FENG – DIE LUFT

Menschen, die bis ins hohe Alter an Orten leben, die frei von geopathischen Störfeldern sind und einen hohen Gehalt an Energie aufweisen, sind leistungsfähiger und gesünder. Wenn wir uns in der Natur aufhalten, haben wir 100 % Chi zur Verfügung. In einer Stadtumgebung mit einer hohen Belastung durch Abgase oder im Umfeld von chemischer Industrie kann das natürlich nicht der Fall sein. In einem Haus mit geschlossenen Fenstern und Türen wird das Eindringen von Chi zu zirka 70 % behindert. Im Feng Shui wird daher nicht nur zur Lüftung der Räume geraten, es werden auch Mittel angewandt, um die Chi-Flussbedingungen wie im Freien zu stimulieren.

Ein Mangel an Chi kann dazu führen, das sich die Durchblutung verschlechtert und das Herz leidet. Kopfschmerzen, Hustenreiz, schmerzende und tränende Augen sind häufig ein Seismograph für schlechte Luftzufuhr oder hohe Luftbelastung. Feng Shui, das Prinzip von Wind und Wasser, von Wasserstoff und Sauerstoff, legt auf ein gesundes Raumklima höchsten Wert. Dabei spielen im Zusammenklang mehrere Faktoren eine wichtige Rolle. Zunächst ist die Raumtemperatur entscheidend, dann die Luftfeuchtigkeit, der Luftwechsel und die Kohlendioxidkonzentration. Im Mitteilungsblatt der Berufsgenossenschaft für Gesundheitsdienst und Wohlfahrtspflege (BGW), dem *Magazin für Arbeits- und Gesundheitsschutz* (1/2000), werden für das Raumklima unter anderem folgende Temperaturen vorgeschlagen: bei überwiegend sitzender Tätigkeit 19 °C, bei überwiegend nicht sitzender Tätigkeit

17 °C, bei schwerer körperlicher Arbeit 12 °C, in Büroräumen 20 °C und in Verkaufsräumen 19 °C. Die BGW schlägt für Räume, in denen man sich ausruht, vor, dass die Temperatur mindestens bei 21 °C liegen sollte. Dies gilt insbesondere für Pausen-, Bereitschafts- und Sanitärräume. Wenn wir diese Angaben sehen, stimmen sie mit den Feng-Shui-Empfehlungen vollkommen überein. Unser Wohlbefinden ist natürlich von der Raumtemperatur abhängig. In zu warmen Räumen lässt die Konzentration nach, wir werden müde. Der Körper fängt an zu transpirieren. Wir verlieren Feuchtigkeit und trocknen aus, das erschwert die Zellkommunikation. In Räumen, die zu kalt sind, können wir uns ebenfalls nicht konzentrieren. Der Körper ist damit beschäftigt, die Temperatur auszugleichen, wir verlieren Energie, die wir für die Ausführung von Arbeiten dringend benötigen. Sie sehen, weder ein Zuviel noch ein Zuwenig sind hier richtig und angebracht. Die an unsere Tätigkeit angepasste Raumtemperatur entscheidet über unser Befinden.

Doch nicht nur das: Die Luftfeuchtigkeit trägt ebenso zu unserem körperlichen Wohlbefinden bei. Die Luftfeuchtigkeit, gerade in der kalten Jahreszeit, liegt bei zirka 25 bis 30 Prozent. Das ist entschieden zu wenig. Die Arbeits- und Wohnräume sind zu trocken. Ein Mittelwert von 50 Prozent Luftfeuchtigkeit, wie er von der BGW empfohlen wird, hängt natürlich auch vom persönlichen Wohlbefinden ab. Eine schnelle Austrocknung des Körpers wäre fatal für die Leistungsfähigkeit.

Insbesondere bei Räumen, die durch Klimaanlagen kontrolliert werden, Elektrospeicherheizungen besitzen oder Warmluftheizungen, spielen Temperatur, Feuchtigkeit und Lüftung eine nicht zu unterschätzende Rolle für die Gesundheit. Wird ein Raum auf zirka 20 °C geheizt, muss andererseits jedem Kubikmeter Luft etwa 10 Gramm Wasser zugeführt werden. Luftbefeuchter und Zimmerspringbrunnen sind im Feng Shui Mittel, die dazu beitragen, die Raumluft zu verbessern. Achten Sie darauf, dass Sie destilliertes Wasser verwenden und die Luftfilter, falls vorhanden, regelmäßig säubern, sonst bilden die sich im Wasser befindlichen Schmutzteilchen und der Staub einen guten Nährboden für Mikroorganismen. Die Firma Art Aqua aus Bietigheim bei Stuttgart und die Firma

Casa Solarte führen Zimmerbrunnen, die vorbildlich in der Wirkung sind.

Neben der Raumtemperatur und der Luftfeuchtigkeit ist die Lüftung des Raumes enorm wichtig. Sind die Fenster und Türen geschlossen, brauchen Sie pro Stunde zirka zehn Minuten Frischluftzufuhr. Rechnen Sie damit, dass Sie zwischen einer und drei Stunden täglich lüften, wenn Sie die Raumluftqualität verbessern möchten. Wenn Sie in Ihrem Schlafzimmer liegen, sollten Sie die kühle Luft der warmen vorziehen; im Winter die Stoßlüftung der Fensterkippstellung. Denn gerade diese ist dafür verantwortlich, dass sich feuchte Luft ablagert und Schimmelpilzsporen einen Nährboden bietet. Oft sehen Sie die Schimmelpilzareale hinter Schränken oder am Kopfende der Betten, nicht selten auch in Raumecken. Rücken Sie deshalb Ihre Möbel auch einmal ab, um zu sehen, ob Sie nicht schon in einer von Schimmelpilzsporen verkeimten Luft liegen, in der Regeneration erschwert wird. Schimmelpilze schaden den Körper während des Schlafens, in der Regenerationszeit, leisten Krankheiten im Atmungstrakt Vorschub und schwächen das Immunsystem.

Innenraum-Belastungen können auch das Resultat von Schadstoffbelastungen in der Luft sein, die durch Ausdünstungen von Möbeln, Teppichen oder Stoffen entstehen. Anstriche von Holzdecken können ein zusätzliches Problem darstellen.

Bei einer Beratung in Steinfurt fiel mir der Geruch im Schlafzimmer einer nicht gesunden Klientin auf. Dieser stammte meines Erachtens nicht von einer schlechten Durchlüftung. Es musste etwas vollkommen anderes sein. Ein Blick an die Decke ließ mich vermuten, dass der Geruch dort entstanden sein könnte. Ich fragte meine Klientin, wie lange sie schon die Holzdecke im Raum habe. Schon mehr als zwanzig Jahre, berichtete sie. Die Decke werde auch immer gereinigt. An manchen Stellen war zu sehen, dass die dunkle Holzdecke vom Reinigen hell geworden war. Ich empfahl eine Schadstoffuntersuchung. In der Tat war das Ergebnis positiv, das heißt, dass eine enorme Belastung vorlag. Die Konsequenz daraus konnte nur lauten: Decke runter! Dies war eine sehr wohl überlegte und gründliche Entscheidung, denn Vergiftungen des Raumes durch

Ausdünstungen von Anstrichen können zu vielen Krankheiten führen.

Auch in Büdingen, in der Wohnung einer jungen Frau, entdeckte ich einen Geruch, der unangenehm stechend war. Der große lackierte Schrank aus Pressspanplatten war das Übel – die Konsequenz konnte nur lauten: Raus damit! Deshalb werden Feng-Shui-Berater auch immer nach Belastungen suchen und dann ihre Empfehlungen aussprechen, etwa eine Messung durchzuführen oder etwas zu entfernen.

Vorbeugen ist bekanntlich besser als heilen, deshalb sollten Sie schon beim Kauf von Möbeln auf die Qualität achten und auch bei Neu- und Umbauten Materialien wählen, die gut tun. Das sind Vollhölzer, Baumwoll- oder Seidenstoffe, Hanfdämmungen, Lehmputze oder Farben, die energetisch den Raum in Balance bringen, etwa die Synergetic-Farben von Casa Solarte. Sie verändern das Raumklima nachhaltig zu hundert Prozent, wenn Sie sich für diesen Weg entscheiden, und tragen dazu bei, Gesundheit und Kraft zu erhalten, die durch *kranke Räume* geraubt werden kann.

Wollen Sie in ein neues Haus einziehen, sollten Sie die Luft des Hauses reinigen, bevor Sie mit den Umbaumaßnahmen oder dem Streichen der Wände und dem Herausreißen der Teppichböden beginnen. Lassen Sie mindestens drei Stunden die Fenster und Türen auf Durchzug stehen. Wiederholen Sie das, wenn Sie die Renovierungsarbeiten in den Räumen abgeschlossen haben. Auf diese Weise befreien Sie die Räume von erschöpften Energien der Vorbewohner und der Handwerker. Machen Sie in allen Räumen die Lichter an und drehen Sie die Wasserhähne auf, sodass Sie die alten Energien herausströmen lassen und neue einströmen können. Dann räuchern Sie jeden Raum aus. Nehmen Sie eine Porzellanschale und stellen Sie sie auf eine feuerfeste Unterlage. Geben Sie Kiesel oder Erde hinein und legen darauf Räucherkohle. Zünden Sie sie von der konvexen Seite her an. Salbei, Weihrauch und Beifuß sind für die Hausreinigung geeignete Kräuter; Sie können auch die Räucherung *Buddha Delight* verwenden. So werden Sie neue Energien, neue Luftqualitäten in Ihre Räume holen und damit die Energien der Erneuerung einladen.

SHUI – DAS WASSER, DER LEBENSQUELL

Was für die energetische Medizin selbstverständlich ist, wird von der orthodoxen Naturwissenschaft bezweifelt: die Tatsache, dass Wasser in der Lage ist, Informationen zu speichern. Den Zweifel ausgeräumt haben dürfte das Buch *Die Botschaft des Wassers* des Japaners Masaru Emoto. Es ist ihm gelungen, in 12-jähriger Forschungsarbeit zu beweisen, dass Wasser in der Lage ist, nicht nur Gefühle zu speichern. Jedem naturwissenschaftlichen Zweifler kann man nur nahe legen, sich mit diesem Buch zu beschäftigen. Er wird staunen, denn was dort zu sehen ist, sind Informations-Kristalle, reproduzierbar, auch wenn die Variationen der Formen unvermeidbar sind. Herr Masaru Emoto besprach das neutrale, destillierte Wasser mit Worten wie »Gut« oder »Böse«. Er beschallte das Wasser mit Tönen und Musik, sprach Worte aus und prüfte die Veränderungen und untersuchte unter anderem das Leitungswasser nach einem Erdbeben. Dann machte er Aufnahmen der Wasserkristalle. Es entstanden wunderschöne Kristalle, wenn Harmonie herrschte und chaotische Strukturen, wenn das nicht der Fall war. Die unbeschreiblichen Veränderungen des Wassers waren ergreifend. Der Mensch besteht zu einem hohen Prozentsatz aus Wasser, hier sind therapeutische Ansätze möglich!

Wasser im Hausinneren

Wasser ist Lebensquell und wichtig im Feng Shui. Die Qualität des Wassers wird eine immer größere Rolle spielen, wir brauchen dringender denn je Wasser, das eine Energetisierung erfahren hat, wie das Plocher-Wasser oder das Grander-Wasser. Beide haben – neben vielen anderen – Forschung betrieben und sich das Thema Wasser zur Lebensaufgabe gemacht. Völlig umgekippte Teiche konnten wieder belebt werden. Pflanzen wuchsen kräftiger und benötigten keine Chemikalien, um Ungeziefer zu trotzen. Reinigungsanlagen brauchten weniger Chemie, wenn sie mit dem Grander-System arbeiteten, und Bäcker backten Brötchen, die den unwissenden Kunden plötzlich erstaunlich besser schmeckten, nachdem die Energetisierungssysteme eingebaut waren. Ich habe in unserem Haus das Grander-System. Für was auch immer Sie sich entscheiden, tun Sie etwas für die Qualität des Wassers, denn davon hängt ein Teil unserer Gesundheit ab. Im Anhang finden Sie Adressen, die Ihnen weiterhelfen.

Feng Shui legt sehr viel Wert darauf, dass Wasser frisch ist. Abgestandenes und verunreinigtes Wasser schädigt die Luft und den Organismus. Deshalb sollten Sie auf die Suche nach Feuchtigkeit in der Pflanzerde gehen (trägt sie eine Schimmelschicht?), sollten das Blumenwasser jeden Tag wechseln und im Bad keinen Schimmel zulassen. Überall, wo Wasser steht oder sich extrem Feuchtigkeit bildet, ist das schlecht für Ihre Gesundheit. Wer beispielsweise auf einer Wasserader schläft, läuft Gefahr, gesundheitlichen Schaden zu nehmen. Lassen Sie sich von einem baubiologischen Berater oder Geomanten (Rutengänger) beraten. Adressen finden Sie im Anhang. Ein Feng-Shui-Berater kann Ihnen Hinweise auf solche Störungen geben, wird aber in der Regel keine spezifische Ausbildung auf diesem Gebiet haben, es sei denn, er hat sich zusätzlich schulen lassen.

Sollte Ihr Haus feucht sein, entstehen an der Außenwand Putzschäden, Schäden am Anstrich und Mauerfraß. Feuchte Keller sind gefährlich, denn selbst Bitumen und Teerpappe werden mit der Zeit porös, die Mauern feucht. Das System von Aquapol kann Ihnen helfen, ohne Chemie, ohne etwas zu Zerschneiden und ohne Strom. Sicherlich gibt es noch andere mir nicht bekannte Systeme, die dies ebenso leisten. Die meisten Systeme sind allerdings teuer und wirken nur kurzfristig. Entscheidend für Ihre Gesundheit ist, dass das Wasser selbst eine neue Qualität erhält, denn Sie trinken es jeden Tag, waschen sich damit und benutzen es zum Kochen. Der nächste Schritt ist prophylaktischer Natur: Wechseln Sie immer das Wasser in Brunnen und Vasen aus, um keine Verunreinigungen in der Luft zu haben, die Sie letztlich einatmen, und untersuchen Sie Ihr Haus auf Feuchtigkeit und Schimmel, die gemeinsam das Immunsystem schwächen können.

Eine Frage taucht immer auf: »Ist ein Wasserbett nun günstig oder eher nicht?« Grundsätzlich ist von Wasserbetten wegen der stehenden Wasserkomponente abzuraten. Menschen, die in einem Jahr des Holzes und Wassers geboren sind, vertragen Wasserbetten scheinbar dennoch recht gut. Die Wirbelsäule wird vom Blasenmeridian, einem Energiestrom, versorgt, der den Körper vom Kopf über die Wirbelsäule bis hin zu den kleinen Zehen mit Wasserenergie versorgt. Da viele Menschen mit Rückenproblemen eine Energiestörung im Bereich der Wirbelsäule und damit auch in der Region des Nieren- und Blasenmeridians haben, scheint mir das Wasserbett eine günstige Lösung zu sein, vorausgesetzt, dass sich die oben angesprochenen Problematiken in Griff bekommen lassen. Für den Strom kann man Netzfreischalter vom Elektriker einbauen lassen, sodass nur noch minimal Strom auf den Leitungen fließt, wenn der letzte Verbraucher des Raumes abgestellt wurde. Das aber bedeutet, dass dann auch die Heizung des Wasserbettes ausgestellt werden muss, nachdem das Bett vorgeheizt wurde. Entscheiden Sie selbst, was Ihnen gut tut. Gehen Sie nach Ihrem Gefühl. Ich bin mir sicher, dass die Entwickler der Wasserbetten immer stärker auch den energetischen Aspekt des Wasserbettes beachten und die Entwicklungen auf diesem Gebiet voranschreiten, damit Sie gut und gesund schlafen können.

Wasser im Aussenbereich

Wasser ist die Quelle und der Ursprung allen Lebens. Unsere Existenz ist mit dem Element Wasser eng verbunden, es muss als Lebensquelle rein sein und ungehindert fließen können.

Im klassischen Feng Shui ist Wasser auch eine Quelle von Reichtum und Segen. Es ist im Außen- und Innenbereich von großer Wichtigkeit. Als Lebensblut des Gartens nährt es Pflanzen und Tiere. Falsch platziert kann es unerwünschte Auswirkungen haben. Damit es seine günstigen Wirkungen entfaltet, sollte es sauber sein, langsam fließen und sich in der richtigen Richtung des Hauses befinden. Wenn Sie links von Ihrem Eingang einen Teich haben, gilt er als *Tränenteich der Frau*, der Mann könnte sich anderweitig umschauen. Befindet sich der Teich rechts vom Haus (wenn Sie in Richtung Tür blicken), wird das Yang-Chi und damit die männliche Seite begünstigt, die Unternehmungen wachsen und gedeihen. Am beliebtesten ist im Feng Shui der Jadegürtel. Ein solcher ist eine Umarmung des Hauskörpers, ein sich windender Bachlauf. Fließt er in der korrekten Richtung, kann er für fünf Generationen Glück bringen. Eine Wasserdrachenanlage sollten Sie grundsätzlich einem Feng-Shui-Experten überlassen. Falls Sie selbst eine kleine Anlage im Bereich Ihrer Tür bauen möchten, gebe ich Ihnen einige Tipps:

Entscheidend ist die Himmelsrichtung, in der sich Ihre Tür befindet. Denn die Ausrichtung der Haupteingangstür sollte in jedem Fall eine günstige Verbindung mit der Fließrichtung eingehen. Man unterscheidet zwischen Wasser, das von links nach rechts fließt, und dem, das von rechts nach links fließt. Rechts ist die Seite des Drachens, die männliche Seite, wenn Sie auf die Tür von außen schauen. Die linke Seite ist die Seite des Tigers, die weibliche Seite. Wenn Ihre Tür in Richtung einer der Hauptrichtungen weist, nach Norden, Süden, Osten oder Westen, dann sollte die Fließrichtung von rechts nach links sein, wenn Sie von außen auf die Tür schauen. Die Bewegung des Wassers geht von der Drachen- zur Tigerseite. Blickt die Tür nach Nordwesten, Südwesten, Nordosten oder Südosten, in eine der Zwischenhimmelsrichtungen, sollte das Wasser von links nach rechts fließen, von der Tiger- zur Drachenseite.

Wasserfälle sind sehr günstig, wenn sie auf das Haus zulaufen. Andernfalls sind sie als ungünstig einzustufen und können Probleme verursachen. Ich sah in der Nähe von Aschaffenburg ein Haus in Hanglage, das einen riesigen Wasserfall auf der rechten Seite der Tür hatte. Das Wasser floss vom Berg zum Tal, bis zum Gartentor hinunter, quasi zur Straße hin. Das bedeutet, dass den Bewohnern auch die Finanzen davon fließen. Allerdings ist ein Wasserfall günstig, um Sheng-Chi zu erzeugen. Am besten liegen Wasserfälle im Osten, Südosten oder Norden des Gartenbereiches, da sie dort mit den Elementen von Holz und Wasser am besten harmonieren. Wer das Glück einladen möchte, kann einen Quellstein auf der rechten Seite, der Drachenseite des Eingangs, positionieren. Auf diese Weise wird man gute Geschäfts- und Karriereaussichten anziehen. Jeder Wasserfall, der von der Haustür aus zu sehen ist, ist günstig, wenn er auf das Haus oder den Eingang zuläuft.

Disharmonien entstehen zunächst dort, wo das Wasser überproportional groß zur Hausfläche ist und zu nah an den Hauskörper heranreicht. Ist der Wasserfall oder Teich zu groß, wird es Blockaden und Belastungen für Haus und Bewohner geben. Als Faustregel gilt, dass der Teich nicht größer als die Hälfte der Hausgrundfläche sein sollte und so weit entfernt, dass der Schatten des Hauses ihn nicht erreicht. Sie können die Fläche des Sees oder Teiches verkleinern oder mit Seerosen, Schilf oder Holzstegen arbeiten, um die überschüssige Wasserenergie aufzunehmen, die die Bewohner krank machen kann. Bringen Sie gelbe Lichter am Teich an und verbrauchen Sie auch damit überschüssige Wasserenergie. In jedem Fall aber ist es wesentlich sinnvoller, Wasser mit Erde und Steinen zu verkleinern, da dies einen größeren Effekt hat als Seerosen.

Legen Sie Wasser immer so an, dass es sich in einem runden, ovalen, nierenförmigen oder unregelmäßig geformten Becken befindet. Diese Formen, die die Elemente Metall und Wasser verkörpern, harmonieren ideal mit Wasser. Wenn Sie einen Teich haben, ist es günstig, dort einen Springbrunnen oder Wasserfall zu installieren, der die Stagnation des Wassers aufhebt. Lassen Sie die Innenseite, den konkaven Teil der Wasserbecken, immer das Haus umarmen und richten Sie die Außenseiten, die konvexen Seiten, vom Haus weg. Wer einen Fischteich anlegen möchte, sollte ihn mit Goldfischen, japanischen Koi-Karpfen oder Guppys bestücken, die den Wohlstand der Bewohner mehren.

Verzichten Sie auf Wasser vor Ihrem Schlafzimmer, da bewegtes Wasser, Yang in Form von Wasserfällen oder Springbrunnen, den Schlaf stören kann. Stille Teiche, in denen sich das Mondlicht spiegelt, sind ebenfalls ungeeignet, da sie zur Brutstätte von Mücken werden können – und damit ebenfalls der Gesundheit abträglich sind. Wer Wasser hinter dem Haus hat, wird immer wieder Rückfälle erleben. Wenn man sich bereits auf dem Weg zur Besserung wähnt, stören unerwartete Ereignisse diesen Prozess. Um sicher zu gehen, wo sich bei Ihrem Haus hinten und vorn befinden, wenden Sie folgende Regeln an: Die Rückseite des Hauses ist dort, wo Bäder, Abstellräume, Toiletten, Treppenaufgänge und Küchen sind. Die

Gesichtsseite des Hauses erkennen Sie daran, dass sich dort die Wohnräume, Terrassen und Balkone befinden. Nun können Sie selbst definieren, wo die Gesichtseite und wo die Rückseite Ihres Hauses liegen.

Im Nordwesten können Sie eine Vogeltränke oder ein Vogelhaus aufstellen, um Hilfen von anderen zu bekommen. Ein Kinderheim in Österreich wendete das Mittel an und hat seitdem die so dringend benötigte Hilfe von allen Seiten erhalten. Vielleicht brauchen auch Sie Hilfe in Ihrer Lebenssituation. Gehen Sie freundlich auf andere zu und füttern Sie im Winter die Vögel. Ein Vogelhäuschen in der Nähe der Küche oder des Sitzplatzes ist insbesondere für Kinder und ältere Menschen sehr aufbauend und nützlich.

Wasser als Heilmittel wird insbesondere im Osten Ihres Grundstückes von Wert sein. Wenn Sie dort Platz für Wasser haben, das nicht durch abgeworfenes Laub verschmutzt wird, ist das ein sehr gutes Mittel, den Gesundheitsaspekt der Bewohner zu stärken. Große Wasseranlagen empfehle ich in jedem Fall mit einem Feng-Shui-Experten abzusprechen, da Form, Größe und exakte Lage auf dem Grundstück bestimmt werden müssen. Beleuchten Sie das Wasser am Abend, damit Sie die Aufmerksamkeit dorthin ziehen. Bambus, das Symbol von Langlebigkeit und Wasser, das klar und rein im Osten sprudelt, stellt der Gesundheit der Bewohner das nötige Chi zur Verfügung.

Wasser im Hausinneren unterliegt ähnlichen Regeln wie außen. Stellen Sie ein Aquarium im Osten auf, das Sie allerdings immer sauber halten sollten. Zusammen mit Pflanzen und einem Bild der Natur stärkt es die Gesundheit. Ein anderes Mittel ist ein kleiner Kosmos, der alle elementaren Kräfte erhält: ein Glas mit Wasser, ein dickes grünes Blatt, eine Schwimmkerze, Steine und drei Geldmünzen. Die Elemente Wasser, Holz (das Blatt), Erde (die Steine), Metall (die Münzen) und Feuer (die Schwimmkerze) sind darin enthalten.

Besonderen Ärger kann die falsche Platzierung von Toiletten auslösen. Sehen Sie sich die Fünftelung des Grundrisses Ihres Hauses an. Wenn Sie eine Wohnung haben, dann wird auch hier der gesamte Hausgrundriss zu Grunde gelegt. Toiletten können Ärger auf den Akupunkturpunkten des Hauses auslösen, die sich in den Ecken befinden, und zwar etwa einen Meter von den jeweiligen Ecken entfernt. Im Schnittpunkt befindet sich der Akupunkturpunkt. Sehen Sie sich nun an, was sich in dem Quadratmeter der Hausecke befindet. Liegt Ihre Toilette dort? Vergleichen Sie die Himmelsrichtungen und die Beziehungen dieser zu den Lebensbereichen.

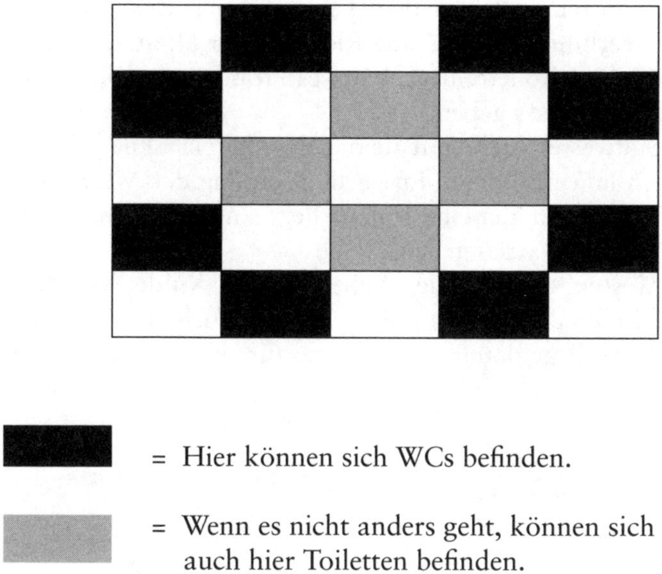

Fünftelung des Grundrisses

Der Nordwesten steht mit dem Lebensbereich Hilfen von anderen, Freunden und Mentoren in Verbindung. Er ist die Richtung der älteren, männlichen Bewohner, insbesondere des Vaters. Wenn hier eine Toilette liegt, kann es Probleme für den Vater und Mann des Hauses geben.

Der Norden steht mit dem Lebensbereich Karriere, Berufsaussichten und Lebensenergie in Verbindung. Er ist die Richtung des mittleren Sohnes. Wenn hier eine Toilette liegt, kann es Probleme für den mittleren Sohn des Hauses geben.

Der Nordosten steht mit dem Lebensbereich Wissen, Weisheit und Ursprung in Verbindung. Er ist die Richtung des jüngsten Sohnes. Wenn hier eine Toilette liegt, kann es Probleme für den jüngsten Sohn des Hauses geben.

Der Osten steht mit dem Lebensbereich Gesundheit und Familienglück in Verbindung. Er ist die Richtung des ältesten Sohnes. Wenn hier eine Toilette liegt, kann es Probleme für den ältesten Sohn des Hauses geben.

Der Südosten steht mit dem Lebensbereich Reichtum und Segen in Verbindung. Er ist die Richtung der ältesten Tochter. Wenn hier eine Toilette liegt, kann es Probleme für die älteste Tochter des Hauses geben.

Der Südwesten steht mit dem Lebensbereich Ehe und Beziehungen in Verbindung. Er ist die Richtung der Mutter und reifen Frau. Wenn hier eine Toilette liegt, kann es Probleme für die Mutter des Hauses geben.

Der Westen steht für den Lebensbereich Kinder und Kreativität. Er ist die Richtung der jüngsten Tochter. Wenn hier eine Toilette liegt, kann es Probleme für die jüngste Tochter des Hauses geben.

12
MOBILFUNK UND MENSCH

Hochfrequenzen beeinflussen Mensch und Tier. Je gesünder der Mensch ist, desto weniger spürt er die Auswirkungen, bereits geschwächte Menschen reagieren allerdings umso heftiger auf Mobilfunk. Damit Mobilfunk funktionieren kann, braucht es ein riesiges Aufgebot an Antennen, die viel Energie benötigen. Wer einen Festnetzanschluss mit Kabel hat, verbraucht im Vergleich zum Mobilfunknetz ein Minimum an Energie, wenn er telefoniert. In dem Buch *Elektrosmog* von Dominik Rolle wird das Mobilfunknetz mit einem Rasensprenger verglichen, der, damit wir fünfzig Meter weiter einen Tropfen einfangen können, wesentlich intensiver Wasser versprühen muss, als wenn das benötigte Quäntchen Energie – Wasser – direkt am Hahn abgezapft wird. Auf wessen Dach eine Mobilfunkantenne steht, wird mit einer Wertminderung seines Gebäudes und der Gebäude in der Umgebung der Antenne rechnen müssen. Abgesehen davon ist die gesundheitliche Belastung noch nicht abzusehen.

Das Bernische Verwaltungsgericht urteilte am 5. März 2001 (20928U Se/wi): »Die Bevölkerung hat kein Anrecht auf ein Null-Risiko. Grenzwerte dienen lediglich dazu, die Schäden in vertretbaren Grenzen zu halten.« Noch interessanter, ja geradezu skandalös hört sich ein Bescheid des Schweizerischen Bundesgerichtes an (Urteil 1A.94/2000/sch vom 30.08.2000): »Grenzwerte sind nicht nach medizinischen Gesichtspunkten festzulegen, sondern nach wirtschaftlicher Tragbarkeit und technischer Machbarkeit.« Nun wissen wir es. Es geht nicht um die Gesundheit.

Elektrosmog belastet das Immunsystem und blockiert die nächtliche krebshemmende Endorphinproduktion und Melatoninausschüttung der Zirbeldrüse. So ist es möglich, dass Krankheiten an Schwachstellen ausbrechen können, die Genesungszeit länger andauert und der Mensch chronisch krank wird. Besonderes Augenmerk sollten Sie darauf legen, dass Sie Ihr Handy nicht in der Hemdtasche über dem Herzen tragen, auch nicht in der Hosentasche. Wer es beim Joggen bei sich trägt, sollte sich daran erinnern, dass es auch eine Zeit ohne Mobilfunk gab. In der Natur könnten wir uns besser regenerieren, wenn wir nicht ständig erreichbar wären. Denken wir darüber einmal nach!

Ein Handy ist gut in Notsituationen, aber muss es nachts auf Ihrem Nachtschränkchen liegen? Muss es immer angeschaltet sein? Für viele Berufsgruppen ist es zwar unverzichtbar geworden, weil sie schnell am Einsatzort sein und Menschen retten müssen, wir haben es aber in jedem Fall mit hochfrequenten magnetischen Feldern zu tun, deren Auswirkungen wir noch nicht erforscht haben.

Eine Sendung des britischen Fernsehsenders BBC zeigte ein Expertenteam aus den USA, Australien und Schweden, dessen Ergebnisse umfangreicher Studien besonders in Großbritannien Besorgnis auslösten: Handybenutzer müssen mit Asthma, Alzheimer Krankheit und Krebs rechnen, weil die elektromagnetischen Wellen der mobilen Telefone die Gehirnzellen schädigen. Selbst die Experten änderten ihr Verhalten nach der Studie: Entweder nahmen sie Handys erst gar nicht mehr in die Hand, schränkten den Gebrauch stark ein oder achteten darauf, dass sie spätestens nach einer Minute das Ohr wechselten, um nicht immer nur eine Gehirnhälfte zu bestrahlen. Die Wissenschaftler waren nach Tierversuchen auf diese Gefahr gestoßen. Mobilfunktelefone seien im Grunde genommen kleine Funkstationen, die Mikrowellen zu einem kilometerweit entfernten »Transmitter« sendeten, der die Botschaften weiterleite, so die Expertengruppe. Ratten hätten in den Versuchen durch Mikrowellen schwere Gehirnschäden erlitten. Insgesamt lagen bereits 1995 etwa 30 wissenschaftliche Studien vor, die belegten, dass ein höheres Krebsrisiko bei Menschen besteht, die Elektrosmog längerfristig ausgesetzt sind. Ein Pionier auf dem Gebiet der Elektrosmog-Forschung ist Dr. Ulrich Warnke, Dozent an der Universität des Saarlandes und Leiter der dortigen Abteilung Biomedizin-Technik. In den USA hat man bereits vor gut zehn Jahren Konsequenzen gezogen und sendet für Mobiltelefone statt mit 7 nur noch mit 0,7 Watt Sendeleistung. Gerade bei Kindern ist noch nicht absehbar, wie hoch die Auswirkungen des Mobilfunks und des Handygebrauchs wirklich sind. Alle Kinder und Jugendlichen unter 18 Jahren leiden laut Gerhard Hyland, wie er in der britischen Naturwissenschaftszeitschrift *The Lancet* (Volume 356, Number 9244) schrieb, an Handy-Strahlung: Die dünne Hirnschale, die Größenverhältnisse des Kopfes und die feineren Zellmembranen führten erwiesenermaßen zu neurologischen Schäden, zur Schwächung des Immunsystems, zu Gedächtnisschwäche, Schlafstörungen und Kopfschmerzen. All das kann uns nur zu einem Schluss führen, dass nämlich Kinder und Jugendliche so spät wie möglich ein Handy erhalten und wir sie über die Gefahren aufklären. Sie sollten das Handy nicht am Körper tragen, lieber SMS schreiben als telefonieren und besser mit einem Headset agieren. Selbst die Empfangsbereitschaft des Handys sollte so kurz wie möglich gehalten, am Abend sollte es ausgeschaltet werden. Das gilt natürlich nicht nur für Kinder und Jugendliche, auch Erwachsene sollten mit Handys verantwortungsvoll umgehen und im Auto lieber eine Freisprechanlage benutzen, die ohnehin polizeilich gefordert wird. Achten Sie schon beim Kauf auf niedrige SAR-Werte und informieren Sie sich bei www.handywerte.de.

Elektrosmog hat viele Quellen: Es ist z.B. nicht günstig, an Bahnstromanlagen zu wohnen, in Flugschneisen oder an Hochspannungsleitungen. Im Inneren der Wohnungen erwartet uns das nächste Übel: ein »strahlungsreicher« Computer. Die Industrie war bemüht, die Strahlung zu verringern und wird hoffentlich in naher Zukunft noch mehr dazu beitragen. Verzichten Sie in jedem Fall auf die drahtlose Übermittlung zwischen Computer und Tastatur oder das schnurlose Surfen im Internet. Folgen der Strahlung können Sprach- und Stoffwechselstörungen, chronische Erschöpfung und Müdigkeit sein.

Die deutschen Grenzwerte gehören zu den höchsten der Welt. Wo anderenorts die Informationsverbreitung mit einem

Nano-Tesla-Wert von 250 stattfindet, sind in Deutschland 100 000 Nano-Tesla zulässig, so Günther Käs, Professor für Elektronik und Radartechnik der Universität der Bundeswehr. Natürlich sind die Ursachen für Krankheiten vielfältig, aber einige sind eben nicht nur auf Pestizide, Schwermetalle, falsche Ernährung, Übersäuerung und Bewegungsmangel allein zurückzuführen. Das Bundesamt für Strahlenschutz sieht im krankmachenden Elektrosmog jedenfalls Gefahren für den Körper.

Elektrosmog ist überall: Seine Wärmewirkung nutzt man beim Mikrowellenherd oder bei der Trocknung von Lebensmitteln. In China werden Frauen mit Hilfe von Mikrowellen unfruchtbar gemacht. Die Auswirkungen der Strahlung sind noch nicht gesichert, das Krebsrisiko ist noch nicht absehbar. Wir reden im Mobilfunkbereich von hochfrequenten Feldern von 100 Kilohertz und 300 Gigahertz, die das menschliche Gewebe gefährlich erhitzen können. Wer sich abschirmen möchte, weil sich in Sichtweite des Hauses ein Mobilfunkmast befindet, braucht professionelle Hilfe. Abgeschirmt wird mit metallischen Farbanstrichen oder feinmaschigen Drahtgitternetzen, die eine gute Erdung erhalten, mit Fensterfolien und metallischen Vorhängen mit einem Silberfaden (Swiss-Shield). Sie sollten dennoch nicht allein experimentieren. Im Anhang finden Sie zahlreiche Webseitenhinweise und Adressen, die Ihnen weiterhelfen.

Einer sehr hohen Belastung setzen sich Menschen aus, die schnurlose Telefone benutzen. Immer mehr Ärzte und Heilpraktiker warnen vor DECT-Schnurlos-Telefonen. DECT bedeutet *digital enhanced cordless telecommunication.* Diese hochfrequenten Magnetfelder sollen gesundheitliche Schäden begünstigen und auslösen. Eine Basisstation sendet – auch wenn Sie nicht telefonieren – nonstop Tag und Nacht relativ starke und gepulste digitale Wellen. Ihr Umfeld reicht bis zu 200 Meter weit und geht selbst durch Wände. Fragen Sie Ihren Fachhändler nach analog sendenden Telefonen (ohne Puls). Analog sendende CT-1-Plus-Geräte sind seit Jahren auf dem Markt. In der Gebrauchsanleitung der DECT-Telefone wird darauf hingewiesen, dass ihre Technik die Technik der Umgebung stören könne. Ziehen Sie Ihre eigenen Schlüsse. Die

Stiftung Warentest berichtet in ihrem Heft 7/1997, dass sich DECT-Telefone nicht mit elektronischen Geräten vertragen wie beispielsweise den Satellitenempfängern, Hörgeräten und Fernsehapparaten. Die Stiftung Warentest schreibt: »Digitale Telefone schneiden in Gebäuden schlechter ab als analoge.«

Für ein gesundes Feng Shui ist es wichtig, darüber nachzudenken, welche Kräfte wir in unsere Räume einladen. Wer häufig müde und abgeschlagen ist, unter Schlafstörungen leidet, nervös, depressiv oder therapieresistent scheint, sollte über eine durch hochfrequente Felder ausgelöste Störung nachdenken. Vor allem bei Kindern können Veränderungen der roten Blutkörperchen auftreten und Verhaltensstörungen, etwa das ADS-Syndrom, Hyperaktivität, Aggressivität und Lernstörungen. So genannte *Schreibabys* oder Wachstums- und Entwicklungsstörungen sind nur einige aus einer Reihe von möglichen Erkrankungen, dazu gehören noch Herzrhythmusstörungen, Bluthochdruck oder Gehirntumore. Besonders schlimm ist die Wirkung der digitalisierten Informationspakete, die mit einer Frequenz von 100 Hz gepulst werden, weil sie mit ihren sehr scharfen Steilflanken (die sie in Diagrammen zeigen) nicht nur Betonwände durchdringen, sondern natürlich auch die dünnwandigen Schädelknochen, was insbesondere für Kinder, kranke Menschen und schwangere Frauen belastend sein kann. Forschungen haben gezeigt, dass Störungen in der Zellkommunikation und eine Schwächung des Immunsystems auftreten. Das zentrale Nervensystem zeigt im EEG Veränderungen. Die Gehirnleistung sinkt, das Lernvermögen reduziert sich und die Gedächtnisleistung nimmt ab.

Fragen Sie sich, ob es Störungen gab, seitdem Sie ein solches Telefon in Ihrem Haushalt gebracht haben oder Ihr Nachbar sich eines zugelegt hat. Gerade in Mietshäusern kann natürlich auch der Nachbar neben, über oder unter Ihnen ein solches Telefon benutzen, das nun Ihren Schlaf stört. Gerade Kinder klagen immer mehr unter Symptomen wie Schweiß, Angst, Schwindel und Albträumen, Erwachsene berichten von leichtem Bluthochdruck und Kopfschmerzen. Wenn Sie morgens verkatert aufstehen, obwohl Sie keinen Schluck Alkohol getrunken haben und früh zu Bett gegangen sind, dann denken

Sie darüber nach, ob das Telefon die Ursache sein könnte. Lesen Sie zu diesem Thema auch das Heft 79 von *Wohnung + Gesundheit* (Sommer 1996) oder fragen den Baubiologen Wolfgang Maes aus Neuss, was er zu diesem Thema zu sagen hat.

Es gilt auch hier: Vermeiden Sie zunächst alles, was krank macht! Dann können Sie jemanden in das Haus holen, der Messungen vornimmt und Ihre Wohnung oder das Haus wieder störungsarm oder sogar störungsfrei macht. Denken Sie dabei auch an die Möglichkeit, dass Sie durch einen Sendemast in Ihrer Nähe Störungen im Haus haben können, obwohl Sie selbst weder Mobilfunk noch DECT-Telefone benutzen. Es gibt beispielsweise eine Bürgerinitiative in Lorch, die sich dieses Problems annimmt. Dies ist sicherlich eine ermutigende Tatsache. Die Adresse finden Sie im Anhang.

Die gute Nachricht ist jedoch, dass es Abhilfen gibt. Diese liefern nicht die Feng-Shui-Berater, es sei denn, dass sie auf dem Gebiet zusätzlich ausgebildet sind. Dennoch werden gerade auch Feng-Shui-Berater ein wachsames Auge auf alle diese Beeinträchtigungen haben, um Ihnen Empfehlungen zu geben, wer etwas in Ihrem Umkreis für Sie tun könnte.

13
ELEKTROSMOG

Ende des 19. Jahrhundert begann der Siegeszug der Elektrotechnik. So viel Schönes und Bequemes dabei auch entstanden sein mag, so viele Probleme mit der Gesundheit hat die neue Technik mit sich gebracht. Ich wuchs in dem ländlichen Umfeld von Berlin auf. Wir hatten einen großen Obstgarten, einen Blumengarten vor und einen Nutzgarten hinter dem Haus. Wir ernährten uns zu einem überwiegenden Teil von den Früchten des Gartens und kochten Gemüse, aßen die Eier von unseren Hühnern oder zum Festtag Kaninchenbraten aus eigener Zucht. Das Haus war hell und freundlich. Das Tageslicht wurde so lange ausgenutzt wie möglich. Mein Onkel sagte immer, es sei gesünder, bei Tageslicht zu lesen als bei abendlicher Beleuchtung. So tat er es auch. Wir aßen früh zu Abend, hörten Radiomusik und machten noch Spiele oder körperliche Übungen vor dem frühen Zubettgehen. Wenn es darum ging, fern zu sehen, waren er und meine Tante der Meinung, ein Film am Tag bzw. am Abend genüge. Filme wurden nach ihrem Sinngehalt ausgewählt. Im Bett wurde nicht gelesen, es gab stattdessen vor dem Zubettgehen eine Geschichte im Großmuttersessel, die auf das Schlafengehen einstimmte. Danach waren Waschen und Zähneputzen dran. Das Schlafzimmer war kühl, in meinem Zimmer gab es keine Nachttischlampe. Das Licht brannte in einer Ecke des Raumes, beim Vertiko, wo es mich vor dem Einschlafen beruhigte. Natürlich hatten wir weder Radiowecker noch Satellitenschüssel, keine Mikrowelle, kein Handy, ja, noch nicht einmal ein Telefon oder eine Waschmaschine. Wir kochten die Wäsche und schrubbten. Wir schrieben Briefe und verzierten sie mit getrockneten Blumen aus dem Garten.

Das Leben war äußerst schön. Meine Kindheit zählt mit zu den glücklichsten Erinnerungen meines Lebens, die ich meinen Kindern weitergebe.

Heute, vierzig Jahre später, weiß ich, wie gut wir damals lebten. Frei von den Belastungen des Elektrosmogs, in einer sauberen Luft, wir teilten den Tag so ein, wie es dem körperlichen Rhythmus entsprach, mit einer Ernährung, die jeder Ernährungswissenschaftler für äußerst günstig halten würde. Die Energie stimmte! Ich schöpfe bei meiner Tätigkeit heute noch Kraft aus diesen Erinnerungen. Auch die Nachbarin, Frau Schäfer, lebte so und wurde mit ihrem Mann fast hundert Jahre alt. Wenn ich heute zurückblicke, weiß ich, dass es kein Zurück zu dieser Zeit gibt. Aber wir können uns dafür entscheiden, Belastungen dort vermeiden, wo es geht. Wir können uns wehren und müssen nicht alles hinnehmen. In erster Linie haben wir aber ein hohes Maß an Eigenverantwortung. Uns obliegt die Entscheidung, ob wir unser Leben in Gesundheit oder Krankheit zubringen möchten.

Oft sprechen Menschen bei meinen Beratungen davon, dass sie sich im Alter eine ebenerdige Wohnung nehmen, da sie dann die Stufen nicht mehr steigen könnten. Ich frage mich, warum Sie sich ihre Zukunft so ausmalen. Bewegen sie sich nicht? Ernähren sie sich nicht gesund und vor allem: Haben sie Räume, die sie krank machen? Wir dürfen nie vergessen, dass wir jederzeit unser Schicksal ändern können. Jederzeit können wir uns für Gesundheit im Leben entscheiden. Das hat allerdings zur Folge, dass wir auch etwas ändern müssen: unsere Lebensgewohnheiten und unser Umfeld. Wir wenden Feng Shui an.

Selbst den Lesern, die schon krank sind, möchte ich auf den Weg geben: Es gibt immer eine Lösung! Ich habe in China erlebt, wie man in den Klöstern heilte und habe erfahren, dass selbst Schwerkranke, für unheilbar gehaltene Menschen wieder gesund wurden. Sie genasen durch Akupunktur, Bewegungsübungen, Kräuter, ein einfaches Leben in einer natürlichen Umgebung. Die Räume waren spartanisch eingerichtet und auf das Wesentliche reduziert.

Raum und Mensch stehen in Verbindung, ihre Energien bedingen sich gegenseitig. Es gibt immer einen Weg. Geben

Sie nicht auf! Manchmal liegt es daran, dass wir mit unseren Denkmustern verhaftet sind. Manchmal müssen wir durch Familienaufstellungen etwas ändern, weil wir eine besondere Stellung in der Familie auch für Personen einnehmen, die bereits verstorben sind – auch das kann zu Fehlverhalten und gesundheitlichen Störungen führen. Nicht selten kann auch ein Ortswechsel den nötigen Heilungsimpuls geben. Erst nachdem beispielsweise meine Tante von Erfurt nach Berlin umgezogen war, wurde ihr Asthma geheilt. Die Landluft und das gesunde Leben hatten sie völlig genesen lassen. Sie wurde fast neunzig Jahre alt, obwohl sie zwei Kriege miterlebt hatte. Ihre Gesundheit verbesserte sich mit zunehmendem Alter eher als dass sie sich verschlechterte. Ich las ihr aus kräuterheilkundlichen Büchern vor, und wir holten Brennnesseln gegen rheumatische Beschwerden aus dem Garten. Mit Büscheln aus Brennnesseln wurde ihr Rücken sanft gepeitscht, anschließend nahm sie ein Sitzbad in den Kräutern, wobei sie einen Liter Brennnesseltee trank. Das half enorm! Gallensteine kurierte sie mit der Leinsamen-Rollkur; ich durfte dann die Gallensteine bewundern, die sie loswurde. Es gab kein Schweinefleisch, aber Tee am Abend, der mit Kräutern aus dem Garten gebrüht wurde. Erst in den letzten Jahren, als ihr geliebter Mann nicht mehr auf Erden weilte, ließ auch sie nach, weil sie eine große Sehnsucht nach ihm verspürte. Ihr Josef fehlte ihr an allen Ecken und Enden. Ihren Humor und ihre Freude am Leben gab sie uns weiter, diese Energie möchte auch ich Ihnen vermitteln. Ich wiederhole: Es gibt immer eine Lösung. Suchen Sie nach ihr und Sie werden sie finden. Vielleicht ist auch in Ihrem Fall ein Ortswechsel, ein Umzug nötig, um Heilung zu erfahren. Oder die Lösung des Problems ist ein Neustart über Feng-Shui-Anwendungen in den Räumen. Schauen wir uns zunächst nach Elektrosmogquellen um, vielleicht sind sie die Ursache Ihrer Beschwerden.

Feng-Shui-Berater werden in jedem Fall nach einer Beeinträchtigung durch Elektrosmog schauen. Vielleicht haben sie viele Handys bei Ihnen entdeckt oder Sie danach gefragt. Vielleicht fallen ihnen schnurlose Telefone auf, Sendemasten in Ihrer Nähe oder aber Sat-Anlagen mit Satelliten-Schüsseln.

Ich lernte bei einer Beratung in Mainz den besonders interessanten Fall eines kleinen Mädchens kennen. Das Kind hatte einen linken Lidschluss, der weder von den Ärzten noch der Klinik für Diagnostik in Wiesbaden erklärt werden konnte. Ich kam in das Zimmer des Kindes und sah, dass es unter der Dachschräge schlief und wagte einen Blick aus dem Dachfenster nach draußen – und was sah ich? Direkt an ihrem Kopfende war eine Satellitenschüssel angebracht. Ein Rutengänger, Herr Schuck, prüfte mit seinen Messgeräten; in der Tat war die Satellitenschüssel nicht geerdet. Das Kind wurde in ein anderes Zimmer, von Schüssel und Dachschräge weg, gelegt und war ohne jegliche medizinische Behandlung nach drei Wochen geheilt. Zufall? Das behaupteten die Ärzte.

Es besteht ohne Zweifel ein erheblicher Mangel bei der Erdung von Antennen- und Satellitenempfangsanlagen. Die Zeitschrift *Video* beschrieb die Möglichkeit einer nachträglichen Erdung. Insbesondere kommt es auf eine gute Verbindung in die Erde mit Hilfe der Staberder an, die mindestens 2,5 Meter lang sein müssen und wenigstens einen halben Meter tief in die Erde gehen sollten. Lassen Sie die Erdung Ihrer Satellitenschüssel überprüfen.

Satellitenschüsseln beherrschen oft das Stadtbild, insbesondere sind sie an Mehrfamilienhäusern zu sehen, wo jeder seine eigene Antenne auf dem Balkon, auf dem Dach oder im Garten hat. Eine Satellitenempfangsanlage baut in unmittelbarer Nähe ein Resonanzfeld auf, das selbst Wände durchdringt. Baubiologen raten zu einem Abstand von mindestens zwölf Metern, in dem Betten stehen sollten. Wesentlich empfehlenswerter sind Kabelanschlüsse. Noch ist es Zeit darauf umzusteigen, statt sich den Gefahren der Satellitenschüsseln auszusetzen.

Neunzig Prozent der Störungen bauen wir selbst in die Häuser ein, nur zehn Prozent kommen von kosmischen, terrestrischen oder anderen Störfeldern. Das sollte zu denken geben. Machen wir da nicht etwas falsch beim Bau oder bei der Einrichtung? Feng-Shui-Wissen kommt in einer Zeit, in der wir sensibel für Störungen geworden sind, bedürftiger nach Harmonie. Die Technisierung nimmt zu, und wir werden immer anfälliger und kränker.

Jeder weiß, wie gefährlich beispielsweise Steckdosen sind, wenn man hineingreift. Mehr noch: Elektrische Felder umgeben uns. Ein Feld ist nicht das, wovon wir ernten, es ist die Spannungen zwischen zwei Punkten. Wir werden aber zudem von magnetischen Feldern umgeben. Das sind magnetische Flüsse, die durch die geschlossenen Linien des Wirbelfeldes dargestellt und in Tesla gemessen werden.

Gehen wir gemeinsam in den Schlafraum und schauen uns um. Eine Nachttischleuchte kann selbst im ausgeschalteten Zustand die Quelle eines elektrischen Feldes sein, weil sie keinen Schukostecker hat. Stromleitungen zu den Steckdosen, die am Kopfende des Bettes entlang laufen, können ebenso Verursacher von elektrischen Feldern sein. Kommt noch ein Radiowecker dazu, wird sich ein magnetisches Feld auf den so notwendigen Schlaf auswirken. Vielleicht haben Sie Sparbirnen in den Nachttischlampen, die über eigene Kleintransformatoren verfügen und wiederum schädliche magnetische Felder entwickeln. Eine Stromversorgungsleitung zu einem elektrischen Wassererwärmer (Boiler), die ebenfalls an der Kopfwand verläuft, erzeugt während der Aufheizzeit des Boilers magnetische Felder. Befindet sich zusätzlich ein Hochspannungsmast in einer Entfernung von weniger als dreihundert Metern von Ihrem Haus, entstehen weitere magnetische Felder, die durch einen Fernseh- oder Mobilfunkmast mit elektromagnetischen Feldern noch übertroffen wird. Selbst die offenen Steckdosen lassen noch bis auf einen Meter weit und mehr elektrische Felder austreten. Ihr Bett befindet sich im »Elektrosmog«. Na, dann gute Nacht!

Natürlich können Sie etwas dagegen tun. Sie können »normale« Birnen in die Nachttischlampen schrauben. Sie können einen Netzfreischalter (den gleichen Effekt hat das Herausdrehen der Sicherung oder das Abschalten einzelner Leitungen) einbauen lassen, in einem Neubau abgeschirmte Kabel verwenden und schließlich ausziehen, wenn die Beeinträchtigungen der Umgebung nicht mehr zu handhaben sind.

In jedem Fall aber sollten Menschen mit Herzschrittmachern, Metallteilen im Körpern (beispielsweise Prothesen) und Menschen mit Bluthochdruck, Kopfschmerzen und Herzrhythmusstörungen sich nicht auf Experimente einlassen. Halten Sie einen Mindestabstand zu elektrischen Geräten von einem Meter, bei Farbfernsehern von vier Metern, bei Elektrogeräten und Leuchtstofflampen von zwei Metern. Wenn Sie eine allgemeine Kraftlosigkeit spüren, unter Schwindelanfälle leiden und zum Schwitzen neigen, können das Anzeichen einer zu hohen Belastung in den Innenräumen sein. Ziehen Sie den Stecker von Geräten, die nicht in Betrieb sind. Lassen Sie keine Leitungen hinter dem Bett verlegen oder an Ihrem Kopfende. Stellen Sie das Bett um, wenn Sie keinen Netzfreischalter haben. Benutzen Sie statt des Radioweckers wieder Wecker aus Großmutters Zeit oder schlichte Modelle zum Aufziehen. Legen Sie sich nicht auf Federkernmatratzen. Sie wirken bei den genannten Feldern noch verstärkend.

Vermeidung ist mit Sicherheit der beste Weg. So sind Sie schon einen großen Schritt weiter. Schauen Sie im Anhang nach, wer gute Matratzen in Feng-Shui-Maßen für Ihren gesegneten Schlaf führt. Weitere Informationen zu diesem Thema erhalten Sie über Ökoplan aus Hartberg.

14
REIZZONEN

Bereits 2000 Jahre vor Christus gab der chinesische Kaiser Yü einen Erlass heraus, dass jedes Land auf Erddämonen zu untersuchen sei. Damit waren die Störzonen der Erde, Wasseradern, Verwerfungen und Bruchzonen gemeint. Ein Feng-Shui-Berater muss nicht zwangsläufig ein routinierter Rutengänger sein. Er sollte in jedem Fall aber mit einem Rutengänger zusammenarbeiten. Wer behauptet, allein durch die Einrichtung allen Feng-Shui-Aspekten gerecht zu werden, handelt einseitig.

Wir sind Menschen, feinsinnige Wesen, die auf äußere Wetter- und Umwelteinflüsse genauso stark regieren wie auf Reizzonen kosmischer und terrestrischer Herkunft. Unser Organismus hat sich im Laufe der Evolution an die Strahlungsfelder angepasst. Die Sonne strahlt ein, der Kosmos sendet Mikrowellenstrahlung. Aus der Erde kommen die nicht absorbierten Neutronenstrahlungen der radioaktiven Zerfallsvorgänge der Erdkruste. Durch Verschiebungen in der Erdkruste und Wasserströmungen kann – trotzt aller Anpassung – ein Zuviel an Belastungen entstehen. An Stellen, an denen sich die Erdschichten verschieben und ein Bruch entsteht, können radioaktive Gase an die Erdoberfläche steigen. Mit Messgeräten, Ruten und Pendeln lassen sich solche Veränderungen aufspüren, die das Wachsen und Leben, insbesondere auch den Menschen, belasten.

Die Auswirkungen dieser Veränderungen lassen sich bis in das letzte Stockwerk eines Hauses nachweisen, da sie senkrecht aufsteigen. Wer nicht gern ins Bett geht oder unter Kopfschmerzen, Krämpfen und Herzbeschwerden leidet, sollte in Betracht ziehen, dass er vielleicht auf einer Reizzone, ausgelöst durch wasserführende Adern oder Erdspalten, leidet. Kinder reagieren besonders stark auf sie, sie sind sehr unruhig, leiden unter Schulmüdigkeit, Kopfschmerzen, Bettnässen oder schlafen in den unmöglichsten Lagen im Bett. Ein kleines Mädchen aus Wiesbaden beispielsweise lag jeden Morgen auf der Erde nahe dem Kleiderschrank. Die Eltern konnten sich das nicht erklären, bis ein Rutengänger den Raum auf Störungen durchsuchte, die einerseits von der Erde, andererseits vom Himmel, als kosmische Gitternetze strahlen. Überlagern sich Gitternetze mit Störungen terrestrischer Herkunft, spricht man von Kreuzungspunkten. Diese führen mit großer Sicherheit zu Krankheiten, wenn man auf ihnen liegt. Hauptsächlich sind es das Globalnetz- und das Currynetzgitter, die in den fünfziger Jahren von Dr. Hartmann und Dr. Curry entdeckt wurden. Ich will Ihnen zunächst kurz schildern, was die Netze unterscheidet, die beide wie aneinander gereihte Rechtecke aussehen oder wie ein Fischernetz. Nur liegen beide Fischernetze gegeneinander verschoben, und so überlagern sie sich an verschiedenen Stellen, den Kreuzungspunkten. Katzen liegen gern am Rand von Störzonen oder mitten darauf, wenn sie nicht gerade verschmuste Hauskätzchen sind, sondern noch Katzen mit Instinkten.

Das Globalnetzgitter verläuft von Norden nach Süden und von Osten nach Westen. Der Abstand der einzelnen Linien beträgt zirka 2,80 Meter auf 3,20 Meter. Die einzelne Linie ist in etwa 20 bis 25 Zentimeter breit. Kreuzungspunkte selbst sind rund 60 Zentimeter breit und erreichen an diesen Stellen die höchsten Reizeinheiten. Zusammen mit Wasseradern dehnen sie sich schnell über einen Meter aus.

Das Currynetzgitter verläuft in Nordost-Südwest- und Südost-Nordwest-Richtung. Der Abstand der Linien beträgt etwa 2,40 Meter auf 2,60 Meter.

Liegt der Mensch im Kreuzungsbereich der Gitternetze, kann es zu ernsthaften Störungen der Gesundheit kommen. In der Literatur wird berichtet, dass es in den Bereichen, in denen der Mensch den Kreuzungspunkten ausgesetzt ist, zu Lungen- oder Brustkrebs und Störungen im Magen- oder Unterleibsbereich kommen kann. Rutengänger behaupten, dass es keinen

Krebs ohne eine Standortbelastung gebe. Ich selbst habe nicht genügend Erfahrung. Theoretisch müsste der Schlafplatz jedes Erkrankten untersucht werden. Der Rutengängermeister Herr Schuck hat in der Feng-Shui-Ausbildung unseren Schülern immer reichhaltiges Bildmaterial gezeigt, das diese Vermutung stützen könnte.

Reizzonen können Wasseradern sein. Die Wasserläufe, die sich durch das Gestein arbeiten, erzeugen eine Reibung, die zu einer Wasseraderstrahlung führt. Sie steigt an die Oberfläche und dringt durch feste Bestandteile wie Fels, Beton oder Stahl. Durch die Stahlträger im Haus wird die Strahlung in den höheren Etagen noch verstärkt. So können Reizzonen Breiten von bis zu drei Metern erreichen. Die starken Frequenzen, die diese Wasserläufe erzeugen, verursachen im Organismus extremen Stress. Der erhöhte Stressfaktor lässt das Herz schneller schlagen und verursacht auf Dauer Müdigkeit und Immunschwäche. Im Kopfbereich kann es zu Kopfschmerzen und depressiven Erkrankungen kommen, im Herzbereich zu Brusterkrankungen und Herzbeschwerden jeder Art. Wenn sich Bäume im Stamm drehen oder krebsartige Geschwüre entwickeln, können sie Wasseradern oder auch Gesteinsbrüche in der Erde anzeigen. Abgesenkte Häuser oder Risse im Mauerwerk können ein weiterer Hinweis auf Brüche im Gestein sein. Wenn ein Mensch auf diesen Zonen sitzt oder schläft, wird er krank.

Einige Tiere geben Hinweise auf Reizzonen. Enten, Hühner, Hasen, Hunde, Schafe, Wellensittiche, Schweine oder Schwalben, um nur einige zu nennen, flüchten von den Reizzonen, Ameisen, Bienen und Katzen suchen sie auf.

Wo der Holunder wächst, Lavendel sich wild ansiedelt, Yuccapalme und Zimmerlinde gedeihen, sind möglicherweise Reizzonen vorhanden, denn auf ihnen entwickeln sie sich besonders prächtig. Thymian, Azaleen, Begonien oder Johannisbeere hingegen flüchten Reizzonen, wachsen schief oder stellen ihr Wachstum ein bzw. bilden keine Früchte aus, wenn sie auf gestörten Plätzen stehen. Beobachten Sie also Tiere und Pflanzen, und Sie erhalten einen wichtigen Hinweis darauf, ob die Plätze für Sie geeignet sind oder nicht.

Besonders der Schlafplatz sollte frei von Reizzonen sein. Sie liegen acht Stunden darauf, ohne den Platz zu verlassen. Sollte sich in der Nähe Ihres Schlafzimmerfensters ein gedrehter, schief gewachsener oder gespaltener Baum befinden, könnte die Reizzone auch durch Ihren Raum gehen. Lassen Sie das von einem Rutengänger prüfen. Gespaltene Bäume am Schlafzimmerfenster zeigen auch an, dass sich die Beziehung entzweien könnte. Entfernen Sie den Baum, denn er verbreitet die Information der Spaltung!

Es gibt eine Reihe von Krankheiten, die durch Reizzonen begünstigt werden, dazu gehören Bettnässen, Asthma, Fehlgeburten, Herzbeschwerden, Ischiasleiden, Schlaganfall, Multiple Sklerose oder vegetative Dystonie. Die Palette der möglichen Erkrankungen ist lang.

Je länger der Mensch auf einer Reizzone liegt, desto eher wird sich eine Erkrankung ausbilden. Es kann auch sein, dass nur ein Partner betroffen ist, da die Reizzone durch sein Bett geht und durch das Bett des Partners nicht. Dass es einem Partner gut geht, ist also kein Garant dafür, dass keine Störzonen vorliegen. Waren in einem Haus, das Sie beziehen, Menschen bereits ernsthaft erkrankt, fragen Sie, wo Ihre Vorgänger gelegen haben und lassen Sie die Schlafplätze untersuchen. Für unser eigenes Haus haben wir einen Rutengänger geholt. Unsere Vorbesitzer schienen ganz gesund zu sein, aber wir wollten auf Nummer sicher gehen. Durch das Schlafzimmer der ursprünglichen Besitzer lief eine Wasserader, wenn auch sonst keine weiteren Störungen zu finden waren. Dennoch nutzen wir diesen Raum als Ankleide, ein anderes, störungsfreies Zimmer haben wir zu unserem Schlafzimmer auserkoren. Im Stockwerk über der Ankleide haben wir ein Spiel- und Kinderwohnzimmer. Auf diese Weise ist es möglich, gefährlichen Auswirkungen zu entgehen. Überlegen Sie, ob Sie es mir gleich tun und durch Raumumnutzung Störzonen entgehen, bevor aufwändige Entstörungen nötig werden. Diese sind nicht immer so wirkungsvoll, als wenn Sie die gestörten Plätze meiden.

Beobachten Sie auch Ihre Haustiere. Die Katze, die noch ihre natürlichen Instinkte bewahrt hat und gern in Ihrem Bett liegt, könnte ein Hinweis auf einen gestörten Platz sein. Die

Zimmerpflanze, die partout nicht gedeihen möchte, kann anzeigen, dass auch im Stockwerk darüber kein Schlafzimmer eingerichtet werden sollte, da die Reizzonen bis in das oberste Stockwerk reichen.

Sie sehen, die Hinweise reichen weit und sind durchaus ernst zu nehmen, damit wir ein wohlwollendes, gesundes Feng Shui in unsere Räume einladen.

15
DIE RICHTUNGS-FORMEL

Die Richtung Ihres Bettes ist von besonderer Bedeutung. Achten Sie selbst auf die Unterschiede, wenn Sie einmal auf der Couch oder vielleicht im Gästebett schlafen. Sie werden nicht nur unterschiedliche Raumqualitäten aufnehmen, möglicherweise liegt auch Ihr Kopf in einer anderen Richtung. Wie war das Gefühl? Wie erholt haben Sie sich gefühlt? Sicherlich kennen Sie den Unterschied auch von Ihren Reisen: In manchen Fällen sind weder die Lage des Bettes noch der Raum an und für sich geeignet. In diesen Fällen sind Sie froh, wenn Sie endlich wieder in Ihrem eigenen Bett schlafen können.

Im Folgenden gehe ich näher auf die allgemeine Bedeutung der Himmelsrichtungen im Feng Shui ein. Im zweiten Schritt lesen Sie, ob Sie ein Ost- oder Westmensch sind und welches Ihre Gesundheitsrichtungen, Tien Yi und Yien Nien, sind.

ALLGEMEINE FENG-SHUI-RICHTLINIEN FÜR DIE SCHLAFRICHTUNG

Jede Richtung hat nicht nur Aspekte der *Vitalität*, des *langen Lebens*, der *harmonischen Bewältigung von Angelegenheiten* und der *Unterstützung für Ihre Gesundheit*, es lassen sich auch allgemeine Aussagen treffen.

Die nachfolgenden Aussagen beziehen sich auf einen Zeitabschnitt, es handelt sich also um temporäre Aspekte. Wollen Sie das Glück in bestimmten Lebensbereichen unterstützen, empfiehlt es sich, einen Zeitraum lang in einer bestimmten Richtung zu schlafen. Nutzen Sie dazu Ihre Couch oder das Gästebett, bevor Sie alles andere umstellen. In jedem Fall aber sollte der Schlafplatz mit dem Kopfende an einer Wand stehen und von Erdzonen, kosmischen Gitternetzen oder elektromagnetischen Beeinflussungen nicht gestört werden.

Ihr Kopf liegt nach Norden:
Es gibt viele Krankheiten, die unter anderem auf eine zu geringe magnetische Polung im Körper zurückzuführen sind. Wenn Sie einen tiefen und ruhigen Schlaf wünschen, kann die Nordrichtung helfen – insbesondere, wenn Sie 27 Nächte so verbringen. Wollen Sie beste Ergebnisse, so beginnen Sie mit dem ersten Tag nach Vollmond. Ein Mondzyklus dauert 28 Tage. 27 Tage benötigt der Körper, um seine Umstellung mit dem Mondzyklus zu vollführen. Am 28. Tag ist ein Zyklus vollendet, die Wirkung zeigt sich.

Ihr Kopf liegt nach Nordosten:
Durch die Richtung des Berges tanken Sie Ruhe. Wer seine ehrgeizigen Pläne in die Tat umsetzen möchte, sollte 27 Nächte in dieser Richtung verbringen, um die Verwirklichung seiner Visionen voranzutreiben.

Ihr Kopf liegt nach Osten:
Wenn Sie einen Chinesen fragen, wird er immer die Ostrichtung des Kopfes bevorzugen, da sie die Richtung der aufgehenden Sonne ist und von dort frische Energie kommt. Man sagt auch, dass es eine gute Richtung für ältere Leute sei, da sie wie ein Jungbrunnen wirke. Wenn man 27 Nächte in dieser Richtung liegt, wird man morgens besser aus den Federn kommen.

Ihr Kopf liegt nach Südosten:
Wenn Sie mit Finanzen zu tun haben, so ist dies eine günstige Richtung. Wollen Sie die Finanzen ordnen, kann vorübergehend die Schlafrichtung Südosten hilfreich sein.

Ihr Kopf liegt nach Süden:
Der Süden ist eine gute Richtung für alle, die intellektuell gefordert sind, schreiben oder sich in Prüfungsvorbereitungen befinden.

Ihr Kopf liegt nach Südwesten:
Dies ist die Richtung der großen Erde und der Partnerschaft. Wer das Partnerglück anziehen möchte, tut gut daran, mit dem Kopf in dieser Himmelsrichtung zu liegen.

Ihr Kopf liegt nach Westen:
Es ist die Richtung der Freude, der Kinder und der Kreativität. Wenn Sie in diese Richtung liegen, wird sich bald Kindersegen einstellen, in späteren Jahren werden Sie Ruhe, Zufriedenheit und schöpferische Inspirationen finden.

Ihr Kopf liegt nach Nordwesten:
Es ist die Richtung der hilfreichen Freunde, der Lehrer, des Vaters und die Richtung der Beziehungen zu anderen. Wenn Sie in dieser Richtung liegen, wird sich bald Hilfe einstellen, wenn Sie bereit sind, dafür etwas zu geben. Überlegen Sie, wem Sie selbst etwas Gutes tun können, so werden Sie reich belohnt.

DER OST- UND DER WESTMENSCH

Der »Ostmensch« benötigt die Morgensonne, der »Westmensch« die Nachmittagssonne. Wenn Sie ein Hotelzimmer auswählen, entscheiden Sie sich nach dieser Grundregel, um erholt aus dem Urlaub zurück zu kehren.

Wie stellen Sie nun fest, ob Sie ein Ost- oder ein Westmensch sind?

Die zum Zeitpunkt unserer Geburt herrschenden Energien bestimmen unser Leben. Sie prägen auch unsere »gesunde Richtung«, die durch die Ming-Kwa-Zahl definiert ist, die sich aus dem Jahr unserer Geburt und aus unserem Geschlecht ergibt.

Aus der folgenden Tabelle können Sie Ihre Ming-Kwa-Zahl entnehmen und nach der Richtungs-Formel ersehen, zu welchem Menschentyp Sie gehören. Ihre Richtung wird Sie optimal unterstützen.

Berücksichtigen Sie, dass im chinesischen Kalender der Jahresanfang auf den 4. Februar (bzw. in Schaltjahren den 5. Februar) fällt. Beachten Sie zudem, dass Sie, falls Sie am Anfang eines Jahres geboren wurden, möglicherweise noch zum vorangegangenen Jahr gehören können.

Sind Sie zum Beispiel ein Mann und kamen am 2. Februar 1965 zur Welt, dann ist Ihre Ming-Kwa-Zahl die 9; Sie gehören der östlichen Lebensgruppe an. Sind Sie eine Frau, ist es die 6. Damit gehören Sie der westlichen Lebensgruppe an. In beiden Fällen hat das Jahr noch nicht gewechselt, das Datum liegt vor dem 5. Februar.

Entnehmen Sie nachfolgend der Tabelle die Ming-Kwa-Zahl, um auf dieser Grundlage weiter agieren zu können.

MING-KWA-ZAHLEN FÜR MÄNNER UND FRAUEN

Jahr	Ming-Kwa Männer	Ming-Kwa Frauen	Jahr	Ming-Kwa Männer	Ming-Kwa Frauen
1900	1	8	1925	3	3
1901	9	6	1926	2	4
1902	8	7	1927	1	8
1903	7	8	1928	9	6
1904	6	9	1929	8	7
1905	2	1	1930	7	8
1906	4	2	1931	6	9
1907	3	3	1932	2	1
1908	2	4	1933	4	2
1909	1	8	1934	3	3
1910	9	6	1935	2	4
1911	8	7	1936	1	8
1912	7	8	1937	9	6
1913	6	9	1938	8	7
1914	2	1	1939	7	8
1915	4	2	1940	6	9
1916	3	3	1941	2	1
1917	2	4	1942	4	2
1918	1	8	1943	3	3
1919	9	6	1944	2	4
1920	8	7	1945	1	8
1921	7	8	1946	9	6
1922	6	9	1947	8	7
1923	2	1	1948	7	8
1924	4	2	1949	6	9

1950	2	1	1980	2	4
1951	4	2	1981	1	8
1952	3	3	1982	9	6
1953	2	4	1983	8	7
1954	1	8	1984	7	8
1955	9	6	1985	6	9
1956	8	7	1986	2	1
1957	7	8	1987	4	2
1958	6	9	1988	3	3
1959	2	1	1989	2	4
1960	4	2	1990	1	8
1961	3	3	1991	9	6
1962	2	4	1992	8	7
1963	1	8	1993	7	8
1964	9	6	1994	6	9
1965	8	7	1995	2	1
1966	7	8	1996	4	2
1967	6	9	1997	3	3
1968	2	1	1998	2	4
1969	4	2	1999	1	8
1970	3	3	2000	9	6
1971	2	4	2001	8	7
1972	1	8	2002	7	8
1973	9	6	2003	6	9
1974	8	7	2004	2	1
1975	7	8	2005	4	2
1976	6	9	2006	3	3
1977	2	1	2007	2	4
1978	4	2	2008	1	8
1979	3	3	2009	9	6

Nun sind wir einen großen Schritt weiter. Sehen Sie zunächst, zu welcher Lebensgruppe Sie gehören.

Die östliche Lebensgruppe

Sie haben eine der folgenden Zahlen ermittelt:

1, 3, 4, 9

Sie gehören zur östlichen Lebensgruppe und sind ein so genannter *Morgensonnenmensch*.

Sie benötigen Freiraum, Licht, Luft und Sonne. Um Atmen zu können, sind höhere Räume, größere, offenere Situationen für Sie günstig. Wählen Sie eine sparsame Möblierung.

Die westliche Lebensgruppe
Sie haben eine der folgenden Zahlen ermittelt:
2, 6, 7, 8

Sie gehören zur westlichen Lebensgruppe und sind ein so genannter *Nachmittagssonnenmensch*.

Sie benötigen den geschützten Raum, die Vogelperspektive. Sie schauen aus dem geschützten Nest Ihres Lieblingsplatzes nach draußen. Warmes Licht, die Urwärme des Feuers und kleine, gemütliche Ecken sind genau das Richtige für Sie.

IHRE HIMMELSRICHTUNGEN AUF EINEN BLICK

In der Tabelle sehen Sie, dass jede Zahl zu einer Ur-Himmelsrichtung gehört. So ist die Zahl 1 im Urbild dem Norden zugehörig, die 2 dem Südwesten oder die 3 dem Osten.

SO		S		SW
	4	9	2	
O	3	5	7	W
	8	1	6	
NO		N		NW

Ming-Kwa-Zahl	1	2	3	4	6	7	8	9
Himmelsrichtung	N	SW	O	SO	NW	W	NO	S
Gruppe	O	W	O	O	W	W	W	O
Weitere gute Richtungen	O SO S	W NO NW	N S SO	S N O	NO W SW	SW NW NO	NW SW W	SO O N

O = Osten; SO = Südosten; S = Süden; SW = Südwesten; W = Westen; NW = Nordwesten; N = Norden; NO = Nordosten

Wie Sie in der Tabelle sehen können, gibt es die Zahl 5 nicht. Die 5 ist dem Zentrum, der Erdenergie, zugeordnet und hat zwei Polaritäten: Yin und Yang, so dass die männliche Energie der Ming-Kwa-Zahl 2, der großen Erde, und die Ming-Kwa-Zahl 8 der kleinen Erde zugeordnet wird. Die Zahl 5 entfällt also vollkommen.

Was bewirkt diese Ausrichtung entsprechend der Ming-Kwa-Zahl?

Wer mit dem »Himmel«, seiner Himmelsrichtung, im Einklang lebt, hat es leichter, mentale und physische Energie zu tanken.

Er wird stärker als andere Gelegenheiten und Hilfen in seinem Leben finden. Man sagt auch: »Der hat es aber leicht. Es fliegt ihm nur so zu.« Meistens hört man das von neidischen Leuten, deren Leben scheinbar allzu schwergängig läuft. Mit Feng Shui macht man es sich im wahrsten Sinne des Wortes leichter.

Sehen Sie nachfolgend, welche Himmelsrichtung welche Auswirkung hat. Wenn Sie gut schlafen wollen, so ist die Richtung der Langlebigkeit *(Yien Nien)* für Sie ideal. Wollen Sie Ihre Denkprozesse unterstützt wissen, so ist es günstig, von Ihrem Arbeitsplatz aus in die Richtung der Vitalität (*Sheng-Chi*) zu schauen. Die Richtung der Harmonie (*Fu Wie*) wird Ihnen besonders gut tun, wenn Sie sich in einer für Sie strapaziösen Lebensphase befinden. Sollten Sie krank sein, so benötigen Sie die Richtung des Himmlischen Arztes (*Tien Yi*).

Negativ wirken sich Ihre persönliche Richtung des Missgeschicks (*Who Hai*), der fünf Dämonen (*Wu Kuei*), der sechs Widrigkeiten (*Liu Shan*) und des Todes (*Chueh Ming*) aus. Aus den folgenden Abschnitten können Sie anhand Ihrer Ming-Kwa-Zahl ersehen, welche individuelle Richtung welcher allgemeinen Himmelsrichtung zugeordnet ist.

Ihre Ming-Kwa-Zahl ist 1

Sie gehören damit zur östlichen Lebensgruppe. Die Himmelsrichtungen Süden, Norden, Osten und Südosten sind für Sie günstig – sowohl für einen Raum, den Sie beziehen, als Kopfrichtung beim Schlafen oder als Blickrichtung. Die Richtung

Tien Yi eignet sich für Schlafzimmer oder Räume, in denen Sie sich länger aufhalten, und wird im Krankheitsfall Ihre Gesundheit unterstützen. Besonders viel Glück bringt Ihnen der Bereich *Sheng-Chi,* wenn sich dort Ihr Eingang oder das Büro befindet.

Meiden Sie die vier ungünstigen Richtungen. Halten Sie sich dort nicht länger als drei Stunden am Stück auf.

Günstige Richtungen

Osten: *Tien Yi*, hier ist ein guter Heilbereich, Sie werden Wohlstand und hilfreiche Menschen anziehen.

Süden: *Yien Nien*, hier unterstützen Sie ein langes und gesundes Leben, gutes Familieneinkommen und Arbeitsharmonie.

Norden: *Fu Wei*, Sie werden Ihre persönlichen Ziele leichter erreichen, ob im beruflichen und finanziellen Bereich oder bei der persönlichen Entwicklung.

Südosten: *Sheng-Chi*, Sie ziehen Vitalität und Glück an, Ruhm und große Errungenschaften.

Ungünstige Richtungen:

Südwesten: *Chueh Ming,* bedeutet einen möglichen Verlust von Arbeit und Besitz, einen Mangel an Wohlstand und Gesundheitsprobleme.

Westen: *Who Hai,* gibt Hinweise auf Unfallgefahren. Sichern Sie Ihre Treppen, sorgen Sie für freie Laufzonen und entfernen Sie Hindernisse jeder Art. Schlafen Sie in diesem Bereich, kann es zu Gerichtsverfahren kommen, Unfallneigung und beruflichen Problemen.

Nordwesten: *Liu Sha*, hier warten Streitigkeiten auf der zwischenmenschlichen Ebene auf Sie, Trennungen und Gerichtsverfahren.

Nordosten: *Wu Kuei*, in diesem Bereich können Sie negative Energien anziehen, Verwirrungen, Unklarheiten und Streitigkeiten, insbesondere Einbrüche und Feuergefahren.

Ihre Ming-Kwa-Zahl ist 2

Sie gehören zur westlichen Lebensgruppe. Die Himmelsrichtungen Südwesten, Nordosten, Westen und Nordwesten sind günstige Richtungen, um dort einen Raum einzurichten, als Kopfrichtung beim Schlafen und als Liege- oder Blickrichtung. Die Richtung *Tien Yi* eignet sich als Schlafzimmer oder für einen Raum, in dem Sie sich länger aufhalten und um im Krankheitsfall Ihre Gesundheit zu unterstützen. Besonders viel Glück bringt Ihnen der Bereich *Sheng-Chi*, wenn sich dort Ihr Eingang oder das Büro befindet.

Meiden Sie die vier ungünstigen Richtungen. Halten Sie sich dort nicht länger als drei Stunden am Stück auf.

Günstige Richtungen

Westen: *Tien Yi*, hier ist ein guter Heilbereich. Sie werden Wohlstand und hilfreiche Menschen anziehen.

Nordwesten: *Yien Nien*, hier unterstützen Sie ein langes und gesundes Leben, gutes Familieneinkommen und Arbeitsharmonie.

Südwesten: *Fu Wei*, Sie werden Ihre persönlichen Ziele leichter erreichen, ob im beruflichen und finanziellen Bereich oder bei der persönlichen Entwicklung.

Nordosten: *Sheng-Chi*, Sie ziehen Vitalität und Glück an, Ruhm und große Errungenschaften.

Ungünstige Richtungen

Norden: *Chueh Ming* bedeutet, dass Sie Arbeit und Besitz verlieren können, auch einen Mangel an Wohlstand und Gesundheitsprobleme.

Osten: *Who Hai* gibt Hinweise auf Unfallgefahren. Sichern Sie Ihre Treppen, sorgen Sie für freie Laufzonen und entfernen Sie Hindernisse jeder Art. Schlafen Sie in diesem Bereich, kann es zu Gerichtsverfahren kommen, Unfallneigung und beruflichen Problemen.

Süden: *Liu Sha*, hier warten Streitigkeiten auf der zwischenmenschlichen Ebene auf Sie, Trennungen und Gerichtsverfahren.

Südosten: *Wu Kuei*, in diesem Bereich können Sie negative Energien anziehen, Verwirrungen, Unklarheiten und Streitigkeiten, insbesondere Einbrüche und Feuergefahren.

Ihre Ming-Kwa-Zahl ist 3

Sie gehören damit zur östlichen Lebensgruppe. Die Himmelsrichtungen Süden, Norden, Osten und Südosten sind günstig, um dort einen Raum einzurichten, für Ihren Kopf beim Schlafen und als günstige Liege- und Blickrichtung. Die Richtung *Tien Yi* eignet sich für Ihr Schlafzimmer oder für Räume, in denen Sie sich länger aufhalten, und um im Krankheitsfall Ihre Gesundheit zu unterstützen. Besonders viel Glück bringt Ihnen der Bereich *Sheng-Chi*, wenn sich dort Ihr Eingang oder das Büro befindet.

Meiden Sie die vier ungünstigen Richtungen. Halten Sie sich dort nicht länger als drei Stunden am Stück auf.

Günstige Richtungen

Norden: *Tien Yi*, hier ist ein guter Heilbereich. Sie werden Wohlstand und hilfreiche Menschen anziehen.

Südosten: *Yien Nien*, hier unterstützen Sie ein langes und gesundes Leben, gutes Familieneinkommen und Arbeitsharmonie.

Osten: *Fu Wei*, Sie werden Ihre persönlichen Ziele leichter erreichen, ob im beruflichen und finanziellen Bereich oder bei der persönlichen Entwicklung.

Süden: *Sheng-Chi*, Sie ziehen Vitalität und Glück an, Ruhm und große Errungenschaften.

Ungünstige Richtungen

Westen: *Chueh Ming* bedeutet, dass Sie Arbeit und Besitz verlieren können, zudem einen Mangel an Wohlstand sowie Gesundheitsprobleme.

Südwesten: *Who Hai* gibt Hinweise auf Unfallgefahren. Sichern Sie Ihre Treppen, sorgen Sie für freie Laufzonen und entfernen Sie Hindernisse jeder Art. Schlafen Sie in diesem Bereich, kann es zu Gerichtsverfahren kommen, Unfallneigung und beruflichen Problemen.

Nordosten: *Liu Sha*, hier warten Streitigkeiten auf der zwischenmenschlichen Ebene auf Sie, Trennungen und Gerichtsverfahren.

Nordwesten: *Wu Kuei*, in diesem Bereich können Sie negative Energien anziehen, Verwirrungen, Unklarheiten und Streitigkeiten, insbesondere Einbrüche und Feuergefahren.

Ihre Ming-Kwa-Zahl ist 4

Sie gehören damit zur östlichen Lebensgruppe. Die Himmelsrichtungen Süden, Norden, Osten und Südosten sind günstig, um dort einen Raum einzurichten, als Kopfrichtung beim Schlafen oder als günstige Liege- oder Blickrichtung. Die Richtung *Tien Yi* eignet sich für Schlafzimmer oder für Räume, in denen Sie sich länger aufhalten, und um im Krankheitsfall Ihre Gesundheit zu unterstützen. Besonders viel Glück bringt Ihnen der Bereich *Sheng-Chi*, wenn sich dort Ihr Eingang oder das Büro befindet.

Meiden Sie die vier ungünstigen Richtungen. Halten Sie sich dort nicht länger als drei Stunden am Stück auf.

Günstige Richtungen

Süden: *Tien Yi*, hier ist ein guter Heilbereich. Sie werden Wohlstand und hilfreiche Menschen anziehen.

Osten: *Yien Nien*, hier unterstützen Sie ein langes und gesundes Leben, gutes Familieneinkommen und Arbeitsharmonie.

Südosten: *Fu Wei*, Sie werden Ihre persönlichen Ziele leichter erreichen, ob im beruflichen und finanziellen Bereich oder bei der persönlichen Entwicklung.

Norden: *Sheng-Chi*, Sie ziehen Vitalität und Glück an, Ruhm und große Errungenschaften.

Ungünstige Richtungen

Nordosten: *Chueh Ming* bedeutet einen möglichen Verlust von Arbeit und Besitz, einen Mangel an Wohlstand sowie Gesundheitsprobleme.

Nordwesten: *Who Hai* gibt Hinweise auf Unfallgefahren. Sichern Sie Ihre Treppen, sorgen Sie für freie Laufzonen und entfernen Sie Hindernisse jeder Art. Schlafen Sie in diesem Bereich, kann es zu Gerichtsverfahren kommen, Unfallneigung und beruflichen Problemen.

Westen: *Liu Sha*, hier warten Streitigkeiten auf der zwischenmenschlichen Ebene auf Sie, Trennungen und Gerichtsverfahren.

Südwesten: *Wu Kuei*, in diesem Bereich können Sie negative Energien anziehen, Verwirrungen, Unklarheiten und Streitigkeiten, insbesondere Einbrüche und Feuergefahren.

Ihre Ming-Kwa-Zahl ist 6

Sie gehören zur westlichen Lebensgruppe. Für Sie sind die Himmelsrichtungen Südwesten, Nordosten, Westen und Nordwesten günstige Richtungen, um dort einen Raum einzurichten, als Kopfrichtung beim Schlafen und als günstige Liege- und Blickrichtung. Die Richtung *Tien Yi* eignet sich für Schlafzimmer oder Räume, in dem Sie sich länger aufhalten, und um im Krankheitsfall Ihre Gesundheit zu unterstützen. Besonders viel Glück bringt Ihnen der Bereich *Sheng-Chi*, wenn sich dort Ihr Eingang oder das Büro befindet.

Meiden Sie die vier ungünstigen Richtungen. Halten Sie sich dort nicht länger als drei Stunden am Stück auf.

Günstige Richtungen

Nordosten: *Tien Yi*, hier ist ein guter Heilbereich, Sie werden Wohlstand und hilfreiche Menschen anziehen.

Südwesten: *Yien Nien*, hier unterstützen Sie ein langes und gesundes Leben, gutes Familieneinkommen und Arbeitsharmonie.

Nordwesten: *Fu Wei*, Sie werden Ihre persönlichen Ziele leichter erreichen, ob im beruflichen und finanziellen Bereich oder bei der persönlichen Entwicklung.

Westen: *Sheng-Chi*, Sie ziehen Vitalität und Glück an, Ruhm und große Errungenschaften.

Ungünstige Richtungen

Süden: *Chueh Ming* bedeutet einen möglichen Verlust von Arbeit und Besitz, einen Mangel an Wohlstand sowie Gesundheitsprobleme.

Südosten: *Who Hai* gibt Hinweise auf Unfallgefahren. Sichern Sie Ihre Treppen, sorgen Sie für freie Laufzonen und entfernen Sie Hindernisse jeder Art. Schlafen Sie in diesem Bereich, kann es zu Gerichtsverfahren kommen, Unfallneigung und beruflichen Problemen.

Norden: *Liu Sha*, hier warten Streitigkeiten auf der zwischenmenschlichen Ebene auf Sie, Trennungen und Gerichtsverfahren.

Osten: *Wu Kuei*, in diesem Bereich können Sie negative Energien anziehen, Verwirrungen, Unklarheiten und Streitigkeiten, insbesondere Einbrüche und Feuergefahren.

Ihre Ming-Kwa-Zahl ist 7

Sie gehören zur westlichen Lebensgruppe. Die Himmelsrichtungen Südwesten, Nordosten, Westen und Nordwesten sind günstige Richtungen, um dort einen Raum einzurichten, als Kopfrichtung beim Schlafen und als günstige Liege- und Blickrichtung. Die Richtung *Tien Yi* eignet sich für das Schlafzimmer oder für Räume, in denen Sie sich länger aufhalten, und um im Krankheitsfall Ihre Gesundheit zu unterstützen. Besonders viel Glück bringt Ihnen der Bereich *Sheng-Chi*, wenn sich dort Ihr Eingang oder das Büro befindet.

Meiden Sie die vier ungünstigen Richtungen. Halten Sie sich dort nicht länger als drei Stunden am Stück auf.

Günstige Richtungen

Südwesten: *Tien Yi*, hier ist ein guter Heilbereich. Sie werden Wohlstand und hilfreiche Menschen anziehen.

Nordosten: *Yien Nien*, hier unterstützen Sie ein langes und gesundes Leben, gutes Familieneinkommen, Arbeitsharmonie.

Westen: *Fu Wei*, Sie werden Ihre persönlichen Ziele leichter erreichen, ob im beruflichen oder finanziellen Bereich oder bei der persönlichen Entwicklung.

Nordwesten: *Sheng-Chi*, Sie ziehen Vitalität und Glück an, Ruhm und große Errungenschaften.

Ungünstige Richtungen

Osten: *Chueh Ming* bedeutet, dass Sie Arbeit und Besitz verlieren können, einen Mangel an Wohlstand sowie Gesundheitsprobleme.

Norden: *Who Hai* gibt Hinweise auf Unfallgefahren. Sichern Sie Ihre Treppen, sorgen Sie für freie Laufzonen und entfernen Sie Hindernisse jeder Art. Schlafen Sie in diesem Bereich, kann es zu Gerichtsverfahren kommen, Unfallneigung und beruflichen Problemen.

Südosten: *Liu Sha*, hier warten Streitigkeiten auf der zwischenmenschlichen Ebene auf Sie, Trennungen und Gerichtsverfahren.

Süden: *Wu Kuei*, in diesem Bereich können Sie negative Energien anziehen, Verwirrungen, Unklarheiten und Streitigkeiten, insbesondere Einbrüche und Feuergefahren.

Ihre Ming-Kwa-Zahl ist 8

Sie gehören zur westlichen Lebensgruppe. Die Himmelsrichtungen Südwesten, Nordosten, Westen und Nordwesten sind günstige Richtungen, um dort einen Raum einzurichten, als Kopfrichtung beim Schlafen und als günstige Liege- oder Blickrichtung. Die Richtung *Tien Yi* eignet sich als Schlafzimmer oder für Räume, in dem Sie sich länger aufhalten, und um im Krankheitsfall Ihre Gesundheit zu unterstützen. Besonders viel Glück bringt Ihnen der Bereich *Sheng-Chi*, wenn sich dort Ihr Eingang oder das Büro befindet.

Meiden Sie die vier ungünstigen Richtungen. Halten Sie sich dort nicht länger als drei Stunden am Stück auf.

Günstige Richtungen

Nordwesten: *Tien Yi*, hier ist ein guter Heilbereich. Sie werden Wohlstand und hilfreiche Menschen anziehen.

Westen: *Yien Nien*, hier unterstützen Sie ein langes und gesundes Leben, gutes Familieneinkommen und Arbeitsharmonie.

Nordosten: *Fu Wei*, Sie werden Ihre persönlichen Ziele leichter erreichen, ob im beruflichen, finanziellen oder im Bereich der persönlichen Entwicklung.

Südwesten: *Sheng-Chi*, Sie ziehen Vitalität und Glück an, Ruhm und große Errungenschaften.

Ungünstige Richtungen

Südosten: *Chueh Ming* bedeutet einen möglichen Verlust von Arbeit und Besitz, einen Mangel an Wohlstand sowie Gesundheitsprobleme.

Süden: *Who Hai* gibt Hinweise auf Unfallgefahren. Sichern Sie Ihre Treppen, sorgen Sie für freie Laufzonen und entfernen Sie Hindernisse jeder Art. Schlafen Sie in diesem Bereich, kann es zu Gerichtsverfahren kommen, Unfallneigung und beruflichen Problemen.

Osten: *Liu Sha*, hier warten Streitigkeiten auf der zwischenmenschlichen Ebene auf Sie, Trennungen und Gerichtsverfahren.

Norden: *Wu Kuei*, in diesem Bereich können Sie negative Energien anziehen, Verwirrungen, Unklarheiten und Streitigkeiten, insbesondere Einbrüche und Feuergefahren.

Ihre Ming-Kwa-Zahl ist 9

Sie gehören damit zur östlichen Lebensgruppe. Die Himmelsrichtungen Süden, Norden, Osten und Südosten sind für Sie günstig, um dort einen Raum einzurichten, als Kopfrichtung beim Schlafen oder als günstige Liege- oder Blickrichtung. Die Richtung *Tien Yi* eignet sich als Schlafzimmer oder für Räume, in denen Sie sich länger aufhalten, und um im Krankheitsfall Ihre Gesundheit zu unterstützen. Besonders viel Glück bringt Ihnen der Bereich *Sheng-Chi*, wenn sich dort Ihr Eingang oder das Büro befindet.

Meiden Sie die vier ungünstigen Richtungen. Halten Sie sich dort nicht länger als drei Stunden am Stück auf.

Günstige Richtungen

Südosten: *Tien Yi*, hier ist ein guter Heilbereich. Sie werden Wohlstand und hilfreiche Menschen anziehen.

Norden: *Yien Nien*, hier unterstützen Sie ein langes und gesundes Leben, gutes Familieneinkommen und Arbeitsharmonie.

Süden: *Fu Wei*, Sie werden Ihre persönlichen Ziele leichter erreichen, ob im beruflichen und finanziellen Bereich oder bei der persönlichen Entwicklung.

Osten: *Sheng-Chi*, Sie ziehen Vitalität und Glück an, Ruhm und große Errungenschaften.

Ungünstige Richtungen

Nordwesten: *Chueh Ming* bedeutet einen möglichen Verlust von Arbeit und Besitz, einen Mangel an Wohlstand sowie Gesundheitsprobleme.

Nordosten: *Who Hai* gibt Hinweise auf Unfallgefahren. Sichern Sie Ihre Treppen, sorgen Sie für freie Laufzonen und entfernen Sie Hindernisse jeder Art. Schlafen Sie in diesem Bereich, kann es zu Gerichtsverfahren kommen, Unfallneigung und beruflichen Problemen.

Südwesten: *Liu Sha*, hier warten Streitigkeiten auf der zwischenmenschlichen Ebene auf Sie, Trennungen und Gerichtsverfahren.

Westen: *Wu Kuei*, in diesem Bereich können Sie negative Energien anziehen, Verwirrungen, Unklarheiten und Streitigkeiten, insbesondere Einbrüche und Feuergefahren.

DIE EINZELNEN ELEMENTE DER MING-KWA-ZAHLEN

Ming-Kwa-Zahl	1	3	4	9	2	6	7	8
Element	Wasser	Holz	Holz	Feuer	Erde	Metall	Metall	Erde
Gruppe	O	O	O	O	W	W	W	W

O = Osten
W = Westen

Das Element Ihrer Richtung gibt Ihnen an, was Sie tun können, wenn Sie beispielsweise die Rückwand Ihres Bettes streichen möchten. Sehen Sie sich den Kreislauf der Elemente an. Feuer fördert die Erde, die Erde das Metall. Das Metall gibt seine Energie an das Wasser weiter und das Wasser nährt das Holz. Die Farben der Elemente sind:

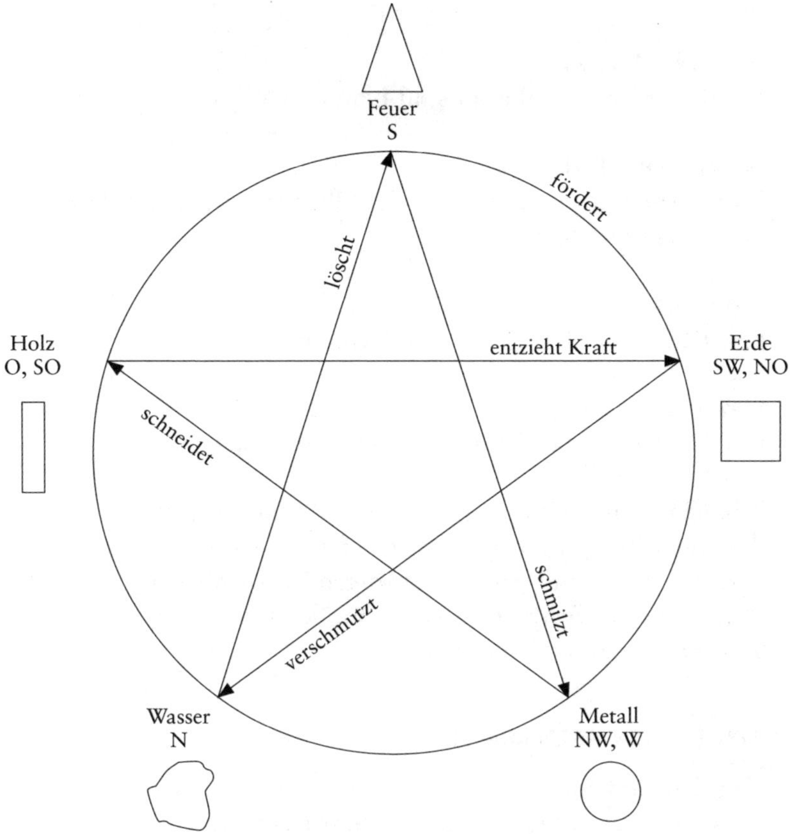

Süden – Feuer
Ihre Farben am Betthaupt sind Rot und Grün.

Südwesten – Erde
Ihre Farben am Betthaupt sind Gelb/Orange/Beige/Apricot und gedämpfte Rottöne.

Westen – Metall
Ihre Farben am Betthaupt sind Weiß, Vanille, Eierschale und Gelbtöne.

Nordwesten – Metall
Ihre Farben am Betthaupt sind Weiß, Vanille, Eierschale und Gelbtöne.

Norden – Wasser
Ihre Farben am Betthaupt sind Blau und Weiß.

Nordosten – Erde
Ihre Farben am Betthaupt sind Gelb, Orange, Beige, Apricot und gedämpfte Rottöne.

Osten – Holz
Ihre Farben am Betthaupt sind Grün und Blau.

Südosten – Holz
Ihre Farben am Betthaupt sind Grün und Blau.

Schauen Sie nach Ihrer Ming-Kwa-Zahl und entnehmen Sie ihr das Element und die Farben, die Sie unterstützen. Wenn Ihr Partner einem anderen Bereich zugehört, sie also ein Paar mit Ost- und mit Westbereich sind, empfiehlt es sich, einen Feng-Shui-Berater zu konsultieren.

IHRE ELEMENTAREN KRÄFTE

Von den fünf Elementen wird eine Kraft bei Ihnen besonders stark in Erscheinung treten. Die fünf elementaren Kräfte sind Holz, Feuer, Erde, Metall und Wasser. Es sind die Kräfte, die nach Ausdruck in Ihrem Wohnumfeld, an Ihrem Arbeitsplatz oder in Ihrem Garten suchen. Sie geben Hinweise, wo Sie Urlaub machen sollten, um sich zu erholen, oder welche Energie- und Organsysteme besonderer Stärkung bedürfen.

Sehen Sie zunächst in der folgenden Tabelle nach, in welcher Kombination von Element und *Ast* (Jahrestier) Sie geboren wurden. Beachten Sie hier bitte den exakten Beginn des Elementes. Haben Sie beispielsweise am 31. Januar 1957 nach 12 Uhr Mittag das Licht der Welt erblickt, dann sind Sie ein Feuer-Hahn. Fragen Sie gern auch Ihren Feng-Shui-Berater, der die Sommer- bzw. Winterzeiten zu berücksichtigen weiß, falls Sie genau zum Beginn eines Jahrestieres geboren wurden.

Jahr	Beginn	Jahres-Element	Tierzeichen
1900	30. Jan	Metall	Ratte
1901	19. Feb	Metall	Ochse
1902	08. Feb	Wasser	Tiger
1903	29. Jan	Wasser	Hase
1904	16. Feb	Holz	Drache
1905	04. Feb	Holz	Schlange
1906	25. Jan	Feuer	Pferd
1907	13. Feb	Feuer	Schaf
1908	02. Feb	Erde	Affe
1909	22. Jan	Erde	Hahn
1910	10. Feb	Metall	Hund
1911	30. Jan	Metall	Schwein
1912	18. Feb	Wasser	Ratte
1913	06. Feb	Wasser	Ochse
1914	26. Jan	Holz	Tiger
1915	14. Feb	Holz	Hase
1916	03. Feb	Feuer	Drache
1917	23. Jan	Feuer	Schlange
1918	11. Feb	Erde	Pferd
1919	01. Feb	Erde	Schaf
1920	20. Feb	Metall	Affe
1921	08. Feb	Metall	Hahn
1922	28. Jan	Wasser	Hund
1923	16. Feb	Wasser	Schwein
1924	05. Feb	Holz	Ratte
1925	25. Jan	Holz	Ochse
1926	13. Feb	Feuer	Tiger
1927	02. Feb	Feuer	Hase
1928	23. Jan	Erde	Drache
1929	10. Feb	Erde	Schlange
1930	30. Jan	Metall	Pferd
1931	17. Feb	Metall	Schaf
1932	06. Feb	Wasser	Affe
1933	26. Jan	Wasser	Hahn
1934	14. Feb	Holz	Hund
1935	04. Feb	Holz	Schwein
1936	24. Jan	Feuer	Ratte
1937	11. Feb	Feuer	Ochse

1938	31. Jan	Erde	Tiger
1939	19. Feb	Erde	Hase
1940	08. Feb	Metall	Drache
1941	27. Jan	Metall	Schlange
1942	15. Feb	Wasser	Pferd
1943	05. Feb	Wasser	Schaf
1944	25. Jan	Holz	Affe
1945	13. Feb	Holz	Hahn
1946	02. Feb	Feuer	Hund
1947	22. Jan	Feuer	Schwein
1948	10. Feb	Erde	Ratte
1949	29. Jan	Erde	Ochse
1950	17. Feb	Metall	Tiger
1951	06. Feb	Metall	Hase
1952	27. Jan	Wasser	Drache
1953	14. Feb	Wasser	Schlange
1954	03. Feb	Holz	Pferd
1955	24. Jan	Holz	Schaf
1956	12. Feb	Feuer	Affe
1957	31. Jan	Feuer	Hahn
1958	18. Feb	Erde	Hund
1959	08. Feb	Erde	Schwein
1960	28. Jan	Metall	Ratte
1961	15. Feb	Metall	Ochse
1962	05. Feb	Wasser	Tiger
1963	25. Jan	Wasser	Hase
1964	13. Feb	Holz	Drache
1965	02. Feb	Holz	Schlange
1966	21. Jan	Feuer	Pferd
1967	09. Feb	Feuer	Schaf
1968	30. Jan	Erde	Affe
1969	17. Feb	Erde	Hahn
1970	06. Feb	Metall	Hund
1971	27. Jan	Metall	Schwein
1972	15. Feb	Wasser	Ratte
1973	03. Feb	Wasser	Ochse
1974	23. Jan	Holz	Tiger
1975	11. Feb	Holz	Hase
1976	31. Jan	Feuer	Drache

1977	18. Feb	Feuer	Schlange
1978	07. Feb	Erde	Pferd
1979	28. Jan	Erde	Schaf
1980	16. Feb	Metall	Affe
1981	05. Feb	Metall	Hahn
1982	25. Jan	Wasser	Hund
1983	13. Feb	Wasser	Schwein
1984	02. Feb	Holz	Ratte
1985	20. Feb	Holz	Ochse
1986	09. Feb	Feuer	Tiger
1987	29. Jan	Feuer	Hase
1988	17. Feb	Erde	Drache
1989	06. Feb	Erde	Schlange
1990	27. Jan	Metall	Pferd
1991	15. Feb	Metall	Schaf
1992	04. Feb	Wasser	Affe
1993	23. Jan	Wasser	Hahn
1994	10. Feb	Holz	Hund
1995	31. Jan	Holz	Schwein
1996	19. Feb	Feuer	Ratte
1997	07. Feb	Feuer	Ochse
1998	28. Jan	Erde	Tiger
1999	16. Feb	Erde	Hase
2000	05. Feb	Metall	Drache
2001	24. Jan	Metall	Schlange
2002	12. Feb	Wasser	Pferd
2003	01. Feb	Wasser	Schaf
2004	22. Jan	Holz	Affe
2005	09. Feb	Holz	Hahn
2006	29. Jan	Feuer	Hund
2007	18. Feb	Feuer	Schwein
2008	02. Feb	Erde	Ratte
2009	16. Jan	Erde	Ochse
2010	14. Jan	Metall	Tiger
2011	03. Feb	Metall	Hase
2012	23. Jan	Wasser	Drache
2013	10. Feb	Wasser	Schlange
2014	31. Jan	Holz	Pferd
2015	19. Feb	Holz	Schaf

Entnehmen Sie bitte der nachfolgenden Aufstellung die Unterstützungen, die Sie aktiv im Umkreis von zwei Metern in Ihrem Wohn- und Gartenumfeld schaffen können. So erhalten Sie Energie und Wohlbefinden.

Wenn Ihr Jahreselement Feuer ist, benötigen Sie:
Kerzen, Kamin, Grill, senkrechte Musterbetonungen, rote Farbgebungen, Licht, große Muster und Bilder des Sommers.
Vermeiden Sie die elementaren Kräfte des Wassers!

Wenn Ihr Jahreselement Erde ist, benötigen Sie:
Gelbe und braune Farbtöne, Terrakotta, horizontale Musterbetonungen, Ziegel, Porzellan, Halbedelsteine und Bilder des Spätsommers.
Vermeiden Sie die elementaren Kräfte des Holzes!

Wenn Ihr Jahreselement Metall ist, benötigen Sie:
Weiße, hellgraue und glänzende Farben und Materialien, runde Gegenstände, Qi-Gong-Kugeln, runde und spiralförmige Musterbetonungen, metallische Objekte wie Klangspiele oder Kunstgegenstände und Bilder des Herbstes.
Vermeiden Sie die elementaren Kräfte des Feuers!

Wenn Ihr Jahreselement Wasser ist, benötigen Sie:
Blaue Farben, Wasserbrunnen, Bilder von Wasserfällen, Glasgegenstände, unregelmäßige und fließende Musterbetonungen und Bilder des Winters.
Vermeiden Sie die elementaren Kräfte der Erde!

Wenn Ihr Jahreselement Holz ist, benötigen Sie:
Grüne Farben, Pflanzen, vertikale Musterbetonungen, Holzgegenstände und Korbmaterialien.
Vermeiden Sie die elementaren Kräfte des Metalls!

Wenn sie in einem Jahr des Wassers geboren wurden, liegt es nahe, sich auch mit dem Element Wasser stärker zu beschäftigen. In Ihrem Wohnraum sollten Bilder des Wassers und Wasserobjekte, ob Zimmerspringbrunnen oder Aquarien, nicht fehlen. Wasser hat einen unmittelbaren Bezug zum Winter, zur Kälte, zu Dunkelheit, zu den Nieren und der Blase. Achten Sie darauf, dass Sie mehr als anderthalb Liter Wasser am Tag trinken – möglichst ohne Kohlensäure, denn die Säure verursacht einen saueren Körper; Gefäße und Gelenke können auf diese Weise geschädigt werden. Trinken aktiviert das Nervensystem und reduziert den Stress. Ihre Konzentrationsfähigkeit nimmt zu und Ihre Leistungsfähigkeit steigert sich.

Wasser muss fließen: Je weniger Sie trinken, desto mehr werden Sie mit Problemen wie Gedächtnisschwäche, trockener Haut und trockenen Schleimhäuten konfrontiert. Sind Sie Kaffeetrinker, benötigen Sie zu jedem Kaffee ein Glas Wasser, so, wie es in Frankreich üblich ist. Denn der Kaffee sorgt dafür, dass dem Körper Wasser entzogen wird – das wollen Sie doch nicht, oder? Auch Tee sollte so angewendet werden, dass dem Organismus das Kraut des Tees auch bekömmlich ist. Während das Wasser eine spülende Funktion hat, ist Tee immer eine Kombination aus Wasser und Droge.

Das Kraut des Hopfens kann Sie besser schlafen lassen. Ein traditionelles chinesisches Mittel bei Einschlafstörungen ist, vier Tassen kaltes Wasser mit einer halben Tasse Hopfen anzusetzen und zum Kochen zu bringen, dann umzurühren und zwanzig Minuten ziehen zu lassen. Genießen Sie den abgeseihten Tee am besten warm. Wer möchte, trinkt den Tee mit Honig (nicht aber, wenn Sie zu viele Pfunde haben!). Wollen Sie Ihren Körper reinigen, sollten Sie morgens auf nüchternen Magen ein Glas abgekochtes Wasser trinken. Wenn Sie einen Teelöffel Bittersalz darin auflösen, haben Sie zusätzlich eine Verdauungshilfe.

Was damals galt, ist heute immer noch modern und zeitgemäß. Nicht nur die Traditionelle Chinesische Medizin betont die heilende Wirkung des Wassers, in Europa hat zum Beispiel

Vinzenz Prießnitz (1799–1851), ein schlesischer Bauer, nach Beobachtungen der Natur auf die Heilkräfte des Wassers aufmerksam gemacht. Auch er stellte fest, dass Wasser die Abwehrkräfte fördert.

Gönnen Sie sich deshalb von Zeit zu Zeit eine schöne Kur, besuchen Sie Thermalquellen oder treten Sie Wasser nach Sebastian Kneipp (1821–1879). Dazu benötigen Sie herzlich wenig: lediglich zwei Schüsseln. Geben Sie in die eine kaltes und in die andere heißes Wasser. Baden Sie nun im Wechsel die Füße darin. Sie werden sehr schnell merken, wie Sie Ihren Kreislauf fördern.

Wer ansteigende Bäder bevorzugt, weil er mit kalten Füßen nicht einschlafen kann, tut gut daran, sich eine *Schiele-Kreislaufwanne* anzuschaffen. Die Temperatur steigt über die Fußsohlen langsam an. Da sich der erste Nierenpunkt hier befindet, erfolgt eine direkte Wirkung auf den Nierenmeridian, und das kleine Becken wird besser durchblutet. Wer unter Krampfadern leidet, hält die ansteigende Temperatur niedriger. Bei Unterleibsbeschwerden, Einschlafstörungen oder Stresssymptomen bewirkt das Bad wahre Wunder. Ich habe die Maßnahmen viele Jahre in der Praxis angewendet und auch meinen Patienten für den Hausgebrauch empfohlen. Insbesondere bei Kindern hilft ein Bad am Abend, um einer beginnenden Grippe vorzubeugen. Fragen Sie Ihren Arzt danach! Die Adresse entnehmen Sie bitte dem Anhang.

Wasser ist nicht nur ein Getränk, es kann auch im psychischen Sinne viel bewirken. Denken Sie daran: Alles fließt! Wenn Sie zum Beispiel das benennen können, wovor Sie Angst haben, ist alles nur noch halb so schlimm. Überlegen Sie im zweiten Schritt, wie Sie den Ängsten begegnen können. Vielleicht benötigen Sie professionelle Hilfe und wollen alte Programme löschen, indem Sie zu einem Therapeuten gehen.

Da das Wasserelement mit dem Rücken in Verbindung steht, der von dem mächtigen Blasenenergiestrom gespeist wird, sollten Sie für Ihre Wirbelsäule folgendes tun: Telefonieren Sie öfter im Stehen. Erledigen Sie einige Arbeiten oder kleinere Besprechungen am Stehpult. Um in die gesundheitliche Mitte zu gelangen, können Sie folgende Sätze wählen: *Ich befinde mich im Fluss des Lebens. Ich nehme meine Bedürfnisse wahr und fühle mich mit meiner Innen- und Außenwelt im Einklang.*

DAS ELEMENT METALL

Wenn Sie in einem Jahr des Metalls geboren wurden, schätzen Sie sicherlich alte Traditionen und Bräuche. Ihr Respekt gilt vor allem älteren Leuten; Sie bereiten ihnen und anderen gern Freude. Ihre attraktive und charmante Art bringt Ihnen gute Verbindungen. Man unterstützt Sie bei Ihren Vorhaben, zumal Sie es verstehen, Andere mit kleinen Aufmerksamkeiten und guten Worten aufzubauen. Immer ein gutes Wort auf den Lippen, diplomatisch in der Vorgehensweise und geistreich wie Sie sind, sind Sie natürlich sehr beliebt. Ihre Worte wirken überzeugend, man hört Ihnen gern zu. Das schafft Vertrauen.

Ihr sechster Sinn ist besonders ausgeprägt, Sie können in der Tat die Gedanken anderer lesen und zukünftige Ereignisse vorhersehen. Lediglich Ihr Stolz kann hin und wieder lästig werden und Ihnen in die Quere kommen. Wer eher ruhig und in sich gekehrt wirkt, verkörpert das Yin-Metall. Wer nicht still sitzen kann und die Bewegung liebt, verkörpert das Yang-Metall. Denn wie jedes andere Element auch hat Metall zwei Polaritäten. Für beide Typen des Metallmenschen gelten meine nachfolgenden gesundheitlichen Empfehlungen.

Das Element Metall steht mit den Organen und Meridianen von Lunge und Dickdarm in Verbindung. Körperliche Bewegung, Rad fahren, Joggen, Schwimmen und Qi-Gong bringen die nötige Sauerstoffzufuhr und den Ausgleich auf der Körperebene.

Das Aus- und Einatmen spielt eine besondere Rolle. Während Sie sich auf die Atmung konzentrieren, konzentrieren Sie Ihren Geist auf eine Sache. Diese Konzentration ist die Natur des Metalls. Eine wohltuende Übung ist, beide Hände auf dem Rücken zusammenzulegen. Die linke Hand liegt dabei über der rechten und die Daumen sind ineinander gehakt. Heben Sie jetzt die Arme so hoch wie Sie können, halten Sie die Spannung und atmen Sie dabei langsam ein und aus. Wiederholen Sie die Übung so oft Sie wollen, ohne Anstrengung, und entspannen Sie sich dabei vollkommen. So können Sie mit Leichtigkeit Stresssymptome abbauen. Gerade, wenn Sie viel am Computer arbeiten und Ihnen die Arbeit scheinbar über den Kopf wächst, ist diese Übung richtig. Sie können sich auch auf das Fahrrad setzen und radeln! Eine Luftveränderung tut allen Metallmenschen gut. Diese Veränderung kann einerseits hoch in die Berge reichen und andererseits bis hinunter ans Meer. Jede Jahreszeit ist dazu geeignet, insbesondere aber der Herbst. Denn als ein Mensch dieses Elementes brauchen Sie Luft. Ihre Räume sollten nicht zu warm sein, lüften Sie morgens alle Räume eine halbe Stunde lang durch. Sollten Sie mit einem Feuer-Menschen zusammenleben, der viel Wärme braucht, werden Sie Kompromisse finden müssen.

Sie sind dann in Ihrer Mitte, wenn Ihre Bewegungsfreiheit nicht eingeschränkt wird und Sie auch einen fahrbaren Untersatz haben. Wenn der Partner Sie einschränken möchte, führt das unweigerlich zu Konflikten. Diese können Sie vermeiden. Seien Sie sich stets bewusst, dass das, was Ihnen beisteht, etwas viel Größeres ist, wenn Sie nur genug Glauben entwickeln, dass alle Schwierigkeiten lösbar sind.

Klärungen in der Familie machen den Weg frei für neue Taten! Haben Sie sich gefragt, woher Ihr Sinn für Recht und Ordnung kommt? Metall verkörpert Gesetz und Ordnung, den ewigen Kreislauf der Jahre und des Lebens. Sie werden sich für das Recht einsetzen und für Ihre Familie. Fragen Sie sich, wie Ihr Verhältnis zu Ihrem Vater war oder ist. Denn der Vater wird im Feng Shui dem Element Metall zugeordnet. Vielleicht gibt es dort Klärungsbedarf, und eine Klärung stellt Ihre Gesundheit wieder her? Wir können tatsächlich gute Beziehungen zu anderen erhalten, wenn wir uns ihnen gegenüber öffnen. Hilfe zu empfangen ist dem möglich, der bereit ist, Hilfe zu geben. Wir ernten was wir säen.

Wenn Sie glauben, das Schicksal meine es gut mit Ihnen, ist das so. Wenn Sie glauben, das Leben sei voller hilfreicher Menschen, interessanter und lehrreicher Begegnungen, dann wird es so sein. Sie filtern und Sie entscheiden, welche Informationen Sie erhalten und wer Ihnen begegnet. Um zur inneren Klarheit zu gelangen, müssen Sie sich von Zeit zu Zeit zurückziehen.

Vielleicht haben Sie ein Boot und fahren allein aufs Meer hinaus, oder es gibt einen Platz, den Sie außerhalb oder innerhalb des Hauses als Ihr Refugium der Ruhe auserkoren haben. So sind Sie auf dem besten Weg zur inneren Harmonie.

Wie wir bereits sahen, steht das Element Metall nicht nur mit der Lunge, sondern auch mit dem Dickdarm in Verbindung. Widmen Sie Ihrer Verdauung deshalb besondere Beachtung. Meist ist die Kreativität im Darm wortwörtlich erstickt, denn eine ungenügende Darmfunktion lässt auch das Gehirn nicht frei arbeiten. Die Darmwindungen gleichen in der Tat den Gehirnwindungen, beide korrespondieren miteinander. Darmspülungen unter Anleitungen eines Arztes, Fastenkuren und Ernährungsseminare geben nicht nur die Möglichkeit, vieles klarer zu sehen, sie bringen auch eine Auszeit mit sich, die das kreative Potential erhöht. Ein Kur-Urlaub mit Malerei oder Gesang kann inspirierend wirken.

Und im Ernst: Haben Sie heute schon gelacht? Heute schon mal so richtig gespielt? Wann waren Sie das letzte Mal *verrückt*? Gratuliere! Ihre Gesundheit ist in dem Maße dankbar, in dem Sie erkennen, dass sie wichtig ist. Um in die gesundheitliche Mitte zu gelangen, könnten Sie folgenden Satz wählen: *Ich vertraue der Weisheit meines Körpers, meines Geistes und meiner Seele.*

Natürlich wäre für die Regeneration reine, erquickende Waldesluft das Beste. Wenn diese schon nicht hereinströmen kann, ist ein gutes Durchlüften des Raumes zunächst Vorbedingung für einen gesunden Schlaf.

DER FEUERMENSCH

Ihr Ruf eilt Ihnen voraus: Leidenschaft, Überzeugungskraft, Enthusiasmus und Hingabe sind die Attribute des Feuers. Sind Sie Feuer und Flamme für eine Sache? Dann sind Sie ganz in Ihrem Yang-Feuerelement. Ruhigere Vertreter des Feuers gehören zum Yin-Feuer. Dennoch gelten meine Ratschläge nachfolgend für beide Vertreter ihres Elementes. Feuermenschen haben einen außerordentlich scharfen Verstand. Sie können Menschen leicht mit Ihrem sechsten Sinn durchschauen. Im Allgemeinen lieben Sie Wortspiele und eine gewählte Sprache, die Sie vorteilhaft einzusetzen wissen. Nur fehlt es Ihnen bisweilen an Diplomatie und daran, ein Geheimnis zu bewahren. Kultiviert und belesen wie Sie sind, fliegt Ihnen die Achtung anderer zu. Das ist sicher nicht verwunderlich. Sie sind höflich und heben sich wohltuend durch Ihren exzellenten Kleidungsstil ab. Aber hinter dieser Hülle, dem äußeren Schein, steckt sehr wohl eine tiefgründige Persönlichkeit. Wenn man Sie um Ihre Meinung fragt, kann man sicher sein, dass diese auf genauer Überlegung gründet. Sie suchen ständig nach hohen Idealen, die Sie inspirieren. Die daraus erwachsenen Funken der Inspiration sind eher futuristisch als konventionell. Gleichwohl lieben Sie es, Ihre Ideen so schnell als möglich in die Tat umzusetzen. Dazu brauchen Sie die Möglichkeit, schnell reagieren zu können, und freie Zeit. Gerade Sie als ein Mensch des Feuers sollten sich fragen, wie groß Ihre Visionen und Träume sind. Ob dafür genug Zeit und Raum bleibt, und ob die Opfer, die Sie dafür bringen müssen, gerechtfertigt sind.

Achten Sie insbesondere auf Ihre Ernährung. In erster Linie sind es die scharf gewürzten Speisen, die tierischen Fette und Salze, die dem Körper zu schaffen machen und ungesunde Cholesterine an den Gefäßwänden ablagern. Das bringt nicht selten den Kollaps des Herz-Kreislauf-Systems mit sich. Wenn die Gefäße verstopfen, führt der verringerte Gefäßdurchschnitt zu einem geringeren Blutdurchlass. Gleichzeitig muss sich der Druck erhöhen, damit das Blut durch die Gefäße fließt. Deshalb gilt in erster Linie: Vermeiden Sie rotes Fleisch, Sahne, Eier, Milch und Salz. Alle Konservierungsstoffe und Farbessenzen der Nahrungsmittel führen zusätzlich zu einer Übersäuerung des Blutes. Es ist dann nicht in der Lage, den Sauerstoff korrekt aufzunehmen, seine Verwertung ist blockiert. Die Folge sind Mattigkeit, Müdigkeit und Konzentrationsschwäche. Das Gewicht nimmt zu.

Wenn das Feuer in Ihnen gar zu hitzig ist und der Stress überhand nimmt, empfehlen sich harmonisierende Teesorten wie Goldrute, Baldrian, Melisse, Lavendel und Weißdorn.

Das Feuerelement steht mit Herz, Kreislauf, Dünndarm und den Gefäßregulatoren in Verbindung. Zeitdruck ist alles andere als günstig für das Herz. Überanstrengung und Dauerstress führen nur zu Herzhitze, so der Begriff der Ärzte der *Traditionellen Chinesischen Medizin* (TCM) für diesen Zustand. Auf diese Weise können Schlafstörungen, Schreckhaftigkeit und Nervosität entstehen. Wenn Sie sich zu wenig Regeneration gönnen und lange Zeit unter Anspannung und hohen Anforderungen stehen, kann es häufig zu Durchblutungsstörungen in der Herzgegend kommen. Nikotin und Alkohol fördern diesen Prozess weiter. Gönnen Sie sich Pausen und finden Sie im Sommer, in der Zeit des Feuers, Möglichkeiten, Ihre Batterien aufzuladen. Fahren Sie in den Süden, der Wärme und dem Licht entgegen! Wärme tut Ihnen gut, sodass der warme Sand genauso förderlich ist wie eine Wanderung in den Wäldern, hoch oben in den Bergen. Denn hoch hinauf sollte es schon beim Feuer gehen, immer dem Licht und der Sonne entgegen, dann fühlen Sie sich wohl.

Hängen Sie Bilder des Sommers in Ihren Räumen auf, die natürlich auch aus dem Urlaub stammen können. Sorgen Sie für blendfreie Beleuchtungen und richten Sie sich eine gemütliche Leseecke oder Bibliothek ein, damit Sie alle Ihre Bücher lesen können. Achten Sie dabei auf die korrekte Haltung beim Lesen, damit Sie sich nicht verspannen. Wer dies für zu altmodisch hält und lieber vor dem Computer sitzt, sei gewarnt, denn der Elektrosmog ist, wie bereits beschrieben, nicht förderlich. Ein Buch hingegen ist »gefahrlos« zu lesen.

In Ihrem Umfeld braucht es Kerzen, einen Kamin und am besten einen roten Kuschelsessel, von dem aus Sie in die Ferne blicken können.

Um in Ihre gesundheitliche Mitte zu gelangen, empfehle ich Ihnen folgenden Satz: *Endlose Energie strömt in meinen Körper, beflügelt meinen Geist und meine Seele.*

DER ERDMENSCH

Ihre freundliche Natur und liebenswerte Art kommen gut an, selbst wenn Ihre Haltung eher konservativ ist. Ihre besonderen Qualitäten liegen im Bereich der Versorgung von anderen. Sie sind gern für andere da und können völlig darin aufgehen.

Zuweilen bleiben Sie gern im Hintergrund und freuen sich über Ihre Erfolge aus zweiter Reihe. Manche legen Ihre Bescheidenheit als Ausdruck innerer Schwäche und als Mangel an Selbstvertrauen aus. Das kann Sie aber nicht erschüttern, denn Sie sind sich der Hilfen gerade von Älteren oder Vorgesetzten gewiss, haben Sie es doch schon von Kindesbeinen an verstanden, sich mit Älteren zu verbünden. Ganz in Ihrer Aufgabe aufzugehen ist Ihre Natur. Man muss Sie nur für eine Sache gewinnen und Sie werden Ihr Bestes geben. Da Ihnen Harmonie möglicherweise über alles geht, stellen Sie Ihre eigenen Bedürfnisse in den Hintergrund.

Die emotionale Körpermitte, Ruhe und Gelassenheit befinden sich in einem guten Verhältnis zum eigenen Element Erde, das sich in den Organen Magen und Bauchspeicheldrüse und ihren Meridianen zeigt. Menschen mit überschüssigen Magenenergien entwickeln gewöhnlich einen gewaltigen Ehrgeiz, denken viel und haben einen überaus großen Lebenshunger. Sie wähnen sich mitunter in einem ständigen Lebenskampf, ohne sich jemals am Ziel zu fühlen.

Berücksichtigen Sie in Ihren Ernährungsplan Hirse, Roggen, Hafer, Süßreis, Mais, Polenta und geröstete Haferflocken, falls Sie keine Lebensmittelallergie gegen einen der Bestandteile haben – lassen Sie sich von einem Arzt testen, der sich damit auskennt. Bedenken Sie, dass sich Allergien nicht nur als Hautausschläge äußern, Verhaltensstörungen und ein Rückgang der schulischen Leistungen können ebenso auf eine Nahrungsmittelallergie zurückzuführen sein. Dessen ungeachtet sollten Sie möglichst auf Zucker und Weißmehl verzichten; essen Sie bei Lust auf Süßes Trockenobst oder einen Müsli-Riegel. Im zweiten Schritt können Sie beim Frühstück auf Getreidebrei, etwa Polenta oder Hirse, umstellen, dazu kommen, ganz nach Belieben, einige Zutaten wie Obst, eventuell Ahornsirup, Nüsse, Rosinen o. ä. Täglich können Sie ein anderes Korn nehmen und den Brei nach Lust und Laune mal mit Birnen, mal mit Äpfeln oder Zimt jahreszeitlich variieren. Es kostet Sie kaum Zeit, und Sie sind satt bis zum Mittag. Sie fühlen sich gut versorgt und können auch einen noch so anstrengenden Vormittag gut überstehen. Getreide bindet die Schadstoffe, führt toxische

Ablagerungen aus dem Organismus der Ausscheidung zu und versorgt den Körper mit Mineralien, die der Ablagerung von Cholesterin an den Gefäßwänden entgegenwirken. Und zu guter Letzt: Die Mineralstoffe sorgen für positives Denken und einen hohen »Gute-Laune-Faktor«.

Der Erdmensch benötigt neben einer guten Ernährung auch Ruhe. Die Sorgen, die ihn quälen können, rauben ihm häufig die äußere und innere Ruhe. Gehen Sie den Dingen auf den Grund und fragen Sie sich, worüber Sie sich sorgen. Schreiben Sie sich am besten alle Sorgen auf. Auch die kleinsten! Wenn Sie sich Ihre Liste anschauen, werden Sie feststellen, dass Sie sich um Menschen und Dinge sorgen, die auch von selbst und ohne Ihre Hilfe zu Recht kommen. Können Sie erst einmal alle Ihre Sorgen benennen, haben Sie schon halb gewonnen.

Schaffen Sie sich Ruheplätze in Haus und Garten. Im Garten können das zum Beispiel Steine sein, auf die Sie sich setzen oder – mit einer Unterlage – legen können, im Haus dicke Polstersessel oder tiefe Sofas im Wohnbereich. Ausruhen, sich Zeit und Muße gönnen, nicht immer für andere da sein, das wird es sein, was Ihnen Ihre innere Zufriedenheit wieder zurückgibt und Ihre Gesundheit stärkt. Eine funktionale Küche und ein runder Esstisch sollten in Ihrem Zuhause ebenfalls nicht fehlen. Bringen Sie sonnige Farbtöne in Ihre Räume!

Fangopackungen, Moorschlammanwendungen und Heilerde sind Mittel, die in einem Krankheitsfall Ihre Gesundheit wieder ins Gleichgewicht bringen können. Tragen Sie als Frau immer einen von Ihnen ausgewählten Halbedelstein in der Tasche oder an einer Kette. Legen Sie einen Heilstein auf Ihr Nachttischkästchen oder stellen Sie eine Bergkristallgruppe auf Ihren Esstisch. Sie sind ein Erdmensch, und als solcher benötigen Sie das Element in Ihrem Umfeld!

Um in Ihre gesundheitliche Mitte zu gelangen, können Sie folgende Sätze wählen: *Ich lebe bewusst in meiner Mitte. Ich fühle mich verbunden mit der Kraft und der Schönheit der Erde.*

Zum Element Holz gehören die Organe Leber und Gallenblase und ihre Meridiane. Menschen mit einer geringen Leberenergie leiden in der Regel unter schlechter Verdauung, erscheinen inkonsequent und nervös. Es besteht die Neigung zu Wutanfällen und unterdrücktem Zorn. Oft ist das Leben dieser Personen angespannt, es finden sich viele »Workaholics« darunter. Zu viel Fett, Cholesterin und Alkohol sind der Energie der Leber und Gallenblase abträglich. Das kann die emotionale Mitte der Holzmenschen nachhaltig stören und sie eigensinnig und wütend erscheinen lassen. Was ihnen fehlt, sind – neben der richtigen Ernährung – Bewegung und frische Luft. Wandern Sie in den Bergen, joggen Sie am Meer entlang oder gehen Sie in den Fitnessclub. Es gibt viele Möglichkeiten, sich seine Beweglichkeit zu erhalten und seine Emotionen durch Bewegung auszubalancieren.

Durch Ehe und Freundschaften werden Sie mit dem richtigen Umgang mit dem Themen Liebe und Nächstenliebe konfrontiert. Lieben zu lernen ist eine Ihrer vordringlichsten Aufgaben. Sie können Ihren Partner belehren wollen und natürlich auch ihre lieben Mitmenschen. Manche Holzmenschen üben eine Lehrtätigkeit aus, andere werden von ihren Mitmenschen um Rat gefragt, denn sie sind gelehrt und belesen.

Gehen Sie so oft wie möglich in die Natur. Joggen, schwimmen oder tanzen Sie. Sie müssen sich bewegen, das ist Ihre Grundnatur. Wenn Sie sich angekettet fühlen, auch im übertragenen Sinn, dann brechen Sie aus. Am besten geeignet sind für Sie hohe Räume und eine Aufgabe, an der Sie wachsen können.

Holzmenschen können nicht nur im ungünstigsten Fall sauer auf jemanden sein, auch ihr Körper kann unter Übersäuerung leiden. Säuren greifen die Psyche des Menschen an, wir reagieren sauer. Termindruck steigert die Intoleranz gegenüber menschlichem Fehlverhalten. Wenn Sie immer unter Druck stehen, dann kann das zu Zorn und Verbitterung führen. In erster Linie ist es wichtig, die Lebensmittel einzuschränken, die Säure bilden; das sind Zucker, Weißmehl, Wurst, Schokolade, Käse,

Spargel, Rosenkohl, Erdnüsse, Fleisch, Alkohol, Schwarztee, Bohnenkaffee sowie gehärtete und raffinierte Fette. Die Ernährung ist die Ausgangsbasis für einen guten Säure-Basen-Haushalt des Körpers, denn alle Funktionen des Körpers werden von sehr präzise arbeitenden Regulationsmechanismen im Organismus gesteuert. Der Körper versucht oft durch alle ihm zur Verfügung stehenden Mitteln gegen den Säure-Überschuss zu kämpfen (Säuren zerfressen die Gefäßwände, Harnsäurekristalle lagern sich an den Wänden der Gefäße ab). Der Körper tut das vor allem durch ausreichend Mineralstoffe. Sind zu wenig Mineralstoffe im Blut, wird zunächst Kalzium aus den Zähnen gezogen, das führt zu Karies und Osteoporose. Es wird jedoch nicht nur Kalzium, auch weitere Stoffe wie Magnesium, Zink und Phosphor werden bei Übersäuerung abgebaut. Deshalb gilt: Meiden Sie Säurebilder und stellen Sie die Kost auf mineralhaltige, basische Nahrungsmittel um. Basisch wirken Äpfel, Birnen, Möhren, Süßkartoffeln, Erdbeeren, Wassermelonen und Trauben.

Holzmenschen laden oft zu viel Arbeit auf sich und übernehmen eine Menge Verantwortung. Jeder Kleinigkeit schenken sie ihre ungeteilte Aufmerksamkeit, regen sich unnötig schnell auf und können durch Ungeduld und ständige Hetze ihre innere Balance verlieren.

Fahren Sie in den Wald, laufen Sie so oft wie möglich und buchen Sie einen Aktivurlaub; besuchen Sie aber auch Museen und Ausstellungen, denn Sie sind doch wissbegierig. Ihre Gelenke brauchen Bewegung! Gerade im Frühling ist die beste Zeit, damit zu beginnen. Schließen Sie sich einer Laufgruppe an oder fangen Sie mit asiatischen Übungen an wie zum Beispiel Qi-Gong. Zu Hause sollten Sie Ihre Pflanzen pflegen und Wasserobjekte aufstellen. Sie könnten eine Ihrer Wände im Osten oder Südosten in einem grünen Farbton streichen und für eine Holzarbeitsplatte in der Küche sorgen.

Fahren Sie in asiatische Länder, um sich von deren Weisheit und Kultur inspirieren zu lassen. In erster Linie aber: Raus aus dem Metallbett und rein in das hölzerne! Raus aus dem bequemen Sessel und rein in die Laufschuhe! Sie werden sehen, wie das Wunder wirkt. Da Sie als Holzmensch insbesondere Pflanzen um sich haben sollten, gebe ich nachfolgend Vorschläge, welche Pflanzen in Ihr Umfeld besonders gut passen:

Die Flamingoblume bringt mit ihren großen Blättern kopfbetonten Menschen mehr Wahrnehmungsfähigkeit ihrer selbst.

Der Zierspargel hilft mit seiner Energieform blockierte Strukturen aufzulösen und eignet sich besonders für Arbeitsräume.

Der Zimmerbambus steht für Flexibilität und Durchhaltevermögen.

Das Alpenveilchen tröstet selbst da, wo man sich nicht geliebt glaubt und verbreitet eine hilfreiche Atmosphäre der Geborgenheit.

Der Geldbaum verbessert, im Südosten aufgestellt, die finanziellen Aussichten.

Zyperngras wirkt Hektik und Stress entgegen.

Jasmin vertreibt üble Gedanken, wirkt anregend und freudig auf die Raumatmosphäre.

Um in die gesundheitliche Mitte zu gelangen, könnten Sie folgende Sätze wählen: *Mein Herz ist voller Vergebung. Universelle Liebe strömt mir von allen Seiten zu. Ich achte auf die Botschaften meines Körpers und nehme sie wahr.*

16
SCHLAFEN SIE GUT

»Gesundheit beginnt mit dem Schlaf«, sagt ein irisches Sprichwort. Wir verbringen ein Drittel des Lebens im Schlafzimmer. Hier ist der Raum für Träume, Erholung und Sexualität.

Das Schlafzimmer sollte sich auf der Seite des Hauses befinden, die dem Verkehr abgewandt ist. Wer zur Eingangstür hereinkommt und gleich auf das Schlafzimmer blickt, wird als erstes an den Schlaf denken und schneller müde sein. Der Schlaf ist ein Yin-Zustand und benötigt Ruhe. Alle Räume, die nah an der Tür liegen, sind Yang. Legen Sie deshalb die Räume von der Eingangstür weg.

DIE RAUMLUFT

Sorgen Sie für frische Luft! Temperatur und Luftfeuchtigkeit eines Raumes entscheiden über Ihre Gesundheit und Ihr Wohlbefinden! Lüften Sie Ihr Schlafzimmer vor dem Zubettgehen gründlich, mindestens aber 20 Minuten lang. Natürlich ist für Ihre Regeneration reine, erquickende Waldesluft das Beste, wenn diese allerdings nicht hereinströmen kann, ist ein gutes Durchlüften des Raumes eine der Vorbedingungen für einen gesunden Schlaf.

Die Temperatur eines Raumes und dessen Luftfeuchtigkeit wirken sich nachhaltig auf Ihre Gesundheit aus. Wer nachts das Fenster geöffnet hat, sollte darauf achten, dass es nicht zieht und die kalte Luft den Schlafenden nicht ins Gesicht bläst. Ist die Außenluft kälter als die Raumluft, kann das zu Windkrankheiten wie Kopfschmerzen und Halsentzündungen führen. Ahnen Sie nun, warum das Feng, der Wind des Raumes, von entscheidender Bedeutung ist?

Wussten Sie schon, dass frische Luft nicht nur die Gesundheit garantiert, sondern auch Infektionskrankheiten vorbeugt? Des Rätsels Lösung: Die Schleimhäute fühlen sich im Klima von Kühle und leichter Feuchtigkeit wohl und können ihre Arbeit so optimal verrichten. Kühle Luft soll zudem lebensverlängernd wirken!

Sie können auch einmal in der Woche mit Hilfe eines Luftwäschers, wie ihn die Firma Venta anbietet, die Luft waschen. Die Adresse finden Sie im Anhang. Der Luftwäscher besteht aus einer Wanne mit Wasser und einem Ventilator, der die Raumluft aufwirbelt und sie dem Wasser zuführt. Der sich in der Luft befindende Staub wird im Wasser gebunden; Sie erhalten Erleichterung bei Stauballergien und gute Luft für die Bronchien.

Wer in seinem Schlafzimmer »Durchzugslinien« von der Tür zum Fenster bemerkt, sollte sie beheben. Denn wenn Tür und Fenster sich direkt gegenüberliegen und Sie weder Gardinen noch einen Kristall oder ein Klangspiel vor dem Fenster haben, wird das Chi den Raum schneller wieder verlassen, als Ihnen lieb ist.

DIE MATRATZEN UND DECKEN

Wechseln Sie spätestens nach acht Jahren Ihre Matratze, denn sie speichert nicht nur Krankheiten, sie kann auch ungünstige Ereignisse bewahren. Davon abgesehen leben in jedem Bett quicklebendige Staubmilben, die sich von Ihren Hautschuppen ernähren und ihren Nachwuchs und ihre Fäkalien hinterlassen, auf die einige Menschen allergisch reagieren. Überprüfen Sie Ihre Matratzen, die Kopfkissen und Decken. Ist das Bett schwer und klumpig, sollte es dringend entweder entsorgt oder zumindest zur Bettfederreinigung gebracht werden. Spätestens nach zehn Jahren müssen Kissen und Decken jedoch ersetzt werden.

Wechseln Sie auch die Matratzen, wenn Sie einen neuen Partner haben. Feng-Shui-Experten raten sogar dazu, sich ein neues Bett anzuschaffen, da die Energie der Vorgänger noch im alten Bett steckt und das zu Streitigkeiten in der neuen Beziehung führen kann.

Wer die Situation nicht sofort ändern kann, sollte folgendes Mittel wählen: Lüften Sie zunächst gut durch. Dann schließen Sie Fenster und Tür. Entzünden Sie in einer Schale eine Reinigungsräucherung und stellen Sie diese auf eine feuerfeste Unterlage unter das Bett. Ist das Räucherwerk abgebrannt, entfernen Sie es und stellen Sie 27 Tage lang eine Schale mit Kalk unter Ihr Bett, besprenkeln sie anschließend den Kalk mit Wasser und kaufen Sie neue Bettwäsche.

FEUCHTIGKEIT

Übermäßige Feuchtigkeit oder feuchte Wände können ein gesundheitliches Risiko darstellen, da sich Pilze in einer solchen Luft besonders schnell vermehren. Werden sie nachts eingeatmet, sinkt die Energie des Körperhaushaltes mitunter drastisch ab. Lassen Sie sich Informationen der Firma Aquapol zusenden, die ein System im Angebot hat, das Feuchtigkeit bekämpft. Die Adresse finden Sie im Anhang.

BEHINDERUNGEN

Sorgen Sie in Ihrem Schlafzimmerbereich zunächst dafür, dass nichts hinter der Tür steht, denn das hindert das Chi am Eintreten. Ein Staubsauger hinter der Schlafzimmertür kann beispielsweise eine Quelle von Sha-Chi sein. Darüber hinaus können sich im Staubbeutel des Staubsaugers Pilze und Mikroben vermehren.

Daraus ist allgemein zu folgern: Befreien Sie sich von überflüssigen Gegenständen im Schlafzimmer. Davon sind natürlich die prall gefüllten Kleiderschränke nicht ausgenommen. Räumen Sie mindestens ein Drittel Ihrer Kleider aus dem Schrank – das Buch »Feng Shui gegen das Gerümpel des Alltags« von Karen Kingston hilft Ihnen dabei.

Ich war einmal bei einer Beratung und stellte fest, dass nicht nur die Kleiderschränke im Schlafzimmer voll bis oben hin waren, auch der Bettkasten quoll über, und dazu kamen noch die Sporttaschen, der Wäschekorb und die Ablage der Nähmaschine. Was zu viel ist, ist zu viel!

Wischen Sie von Zeit zu Zeit den Kleiderschrank vollständig mit einem feuchten Tuch aus. Danach können Sie die Sommer- und Winterbekleidung voneinander trennen und diese jeweils an einem anderen Ort aufbewahren, wie wir dies in unserem Haus praktizieren. Legen Sie Zedernholzstücke in den frisch gereinigten und sortierten Schrank, auf diese Weise vertreiben Sie die Motten. Alle kaputten Kleiderbügel sollten entfernt werden. Hängen Sie chemisch gereinigte Kleidung nie gleich in den Schrank, sondern lassen Sie diese vorher auf dem Balkon auslüften – oder in einem Ankleidezimmer, das Sie regelmäßig durchlüften. Wir wollen schließlich das Chi nicht ersticken, wir wollen es anziehen. Es soll zirkulieren, damit Sie gesund und munter bleiben. Wenn Sie alles aus dem Schlafraum entfernen, was nicht zum Schlafen oder zu der Liebe passt, sind Sie einem guten Feng Shui schon sehr nah. Sie schaffen so eine Oase der Gesundheit und Regeneration.

BETTAUFSTELLUNG

Als Schlafzimmer eignet sich ein rechteckiger besser als ein L-förmiger Raum. Denn gerade in den letztgenannten Räumen könnte eine Zimmerkante auf das Bett weisen. Beachten Sie für einen gesunden Schlaf, dass Sie Ihr Bett nicht zu nahe an der Tür aufstellen – weder sollten Ihre Füße nahe zur Tür, noch Ihr Kopf unmittelbar am Fenster liegen. Beides könnte Ihren Schlaf stören und Sie empfindlich auf Alltagsstress reagieren lassen. Es entstünde im übertragenen Sinne eine Art »Zugluft«, die Ihr Bedürfnis nach einem tiefen, erholsamen Schlaf stört. Mitunter ist es nur einer der Partner, der in direkter Linie mit den Füßen zur Tür liegt. Er wird es sein, der Probleme bekommt. Stellen Sie in diesem Fall sofort das Bett um! Nutzen Sie auch einen Paravent oder Stoffvorhang, um die Linie zu unterbrechen. Sollten Sie jetzt der Gedanke kommen, das Bett schräg in den Raum zu stellen, ist das keine empfehlenswerte Lösung. Vom Standpunkt des Feng Shui könnte das dazu führen, dass die Dinge im Alltag aus dem Ruder laufen.

Wie Sie sehen, gibt es bei der Aufstellung des Betts viele Details zu beachten. Sie sollten es weder unter Balken platzieren, noch darf der Kopf unter einer niedrigen Schräge liegen. Wenn die Schrägen hoch genug sind und Ihnen Kopffreiheit geben, sind sie allerdings unproblematisch. Wichtig ist nur, dass Sie in den weiten Teil der Schräge schauen, wenn Sie liegen. Man bezeichnet diese Position als Visier, das aufgeklappt ist und Ihnen Schutz und Geborgenheit vermittelt.

Wenn Sie sich im Bett aufsetzen, sollten Sie die Tür einsehen können. Ist das nicht möglich, kann ein kleiner, runder Spiegel die Sicht zur Tür ermöglichen. Achten Sie darauf, dass Ihr Kopfteil nicht unmittelbar Kontakt zur Wand hat und die Luft noch zirkulieren kann.

Wer glaubt, dass es keine »Tiere« in seinem Schlafzimmer gibt, irrt! Die Tiere *Phönix*, *Tiger*, *Schildkröte* und *Drache* sind in Ihrem Schlafbereich unsichtbar vertreten.

Das Bett sollte immer an einer festen Wand, der *Schildkröte*, stehen und am Fußende ausreichend Platz für den *Phönixbereich* bieten. Wenn Sie auf das Bett schauen, ist die rechte Seite die Seite des *Drachens*, auf der auch der Mann schlafen und sich ein Schrank befinden sollte. Die linke Seite ist die *Tigerseite*, der Bereich der Frau. Platzieren Sie dort niedrigere Möbel.

Bei einer meiner Beratungen sah ich einmal eine große, dunkle, alte Truhe mit schweren Schlössern auf der Tigerseite des Bettes stehen. Da Truhen im Feng Shui einen Sarg symbolisieren, sollten Sie auf diese verzichten, damit nicht einer der Partner vorzeitig stirbt. Wer das Betthaupt direkt neben der Tür hat, benötigt einen Paravent oder Betthimmel, mindestens aber einen Nachtschrank, der den Schlafenden vom eindringenden Yang-Chi abschirmt, damit er Yin und Ruhe findet.

Die Tür zum Schlafraum ist essenziell. Fühlen Sie sich nicht gewürdigt? Dann kann es dran liegen, dass bei Ihnen die Tür »falsch« herum aufgeht und Sie hinter dem Türblatt schlafen. Sie sollten also insbesondere hinter der Tür kein Bett aufstellen. Falls es aber gar nicht anders möglich ist, könnte ein kleiner Spiegel an der Wand die Sicht zum Bett ermöglichen.

Schlafzimmer hatten früher oft eingebaute Regale über dem Kopfende des Bettes, Neonröhren vergrößerten das Problem nur noch. Falls Ihr Schlafzimmer so aussieht, verändern Sie es so bald wie möglich. Der Kopf braucht Freiheit, damit es nicht zu Kopfschmerzen oder unruhigem Schlaf kommt.

Schwangere sollten ihr Bett nicht umstellen, wenn es keine dringenden Gründe dafür gibt. Schlafzimmer über einer Garage, Toilette oder einem leer stehenden Raum sind generell nicht zu empfehlen. Die Tür des Schlafzimmers sollte im Idealfall nicht gegenüber der Küchen-, Toiletten- oder Treppenhaustür liegen. Es empfiehlt sich auch nicht, das Kopfteil des Bettes an eine Wand zu stellen, hinter der sich die Toilette befindet. Verzichten Sie auf Aquarien in Ihrem Schlafzimmer. All das könnte dazu beitragen, dass Sie sich müde und erschöpft fühlen, antriebs- und energielos.

BALKEN

Balken, die an der Decke längs zwischen zwei Partnern verlaufen, können trennend wirken. Sie stören unter Umständen das Beziehungsglück. Laufen die Balken quer zum Bett, rufen sie Erkrankungen der unter ihnen liegenden Organe hervor.

Wenn Sie eine solche Situation vorfinden, wählen Sie eine andere Schlafstelle oder hängen Sie die Balken mit einem Tuch oder Betthimmel zu, die Sie beispielsweise von Casa Solarte in Baumwollqualität erhalten. Sie sollten erwägen, nicht tragende Balken entfernen zu lassen oder sie mit einem Unterzug blickdicht abzuschließen. Balken, die man nicht sieht, richten keinen Schaden an!

In Holzhäusern ist es wichtig, nach dem Anstrich oder der Lasur der Hölzer zu fragen, damit Sie wissen, wie diese behandelt wurden. Manche Farben und Lasuren können zu gesundheitlichen Problemen führen.

SPIEGEL

Sämtliche Spiegel im Schlafzimmer sollten für ein gutes Feng Shui vor dem Zubettgehen mit Stoffen zugehängt werden. Am besten aber ist es, wenn Sie keine Spiegel im Schlafzimmer haben. Einige Klienten spüren ganz deutlich, dass sich beispielsweise die Raumtemperatur durch einen Spiegel verändert. Ohne Spiegel wird es wärmer. Selbst wenn nur ein Handspiegel auf dem Nachttisch liegt, ist es unerlässlich, ihn mit dem Gesicht nach unten zu drehen. Wenn Sie überhaupt nicht auf Spiegel verzichten wollen, eignen sich runde und ovale Formen.

ELEKTROSMOG

Ich habe dieses Thema bereits erwähnt. Gerade aber im Schlafzimmer ist es von besonderer Wichtigkeit, sehr häufig besteht dort Handlungsbedarf.

Vermeiden Sie durch Neonlicht, Computer, Fernseher oder Radiowecker verursachten Elektrosmog in Ihrem Schlafbereich. Insbesondere Fernseher, die am Fußende des Bettes stehen, können das Eheglück empfindlich stören. Ich empfehle Ihnen, Netzfreischalter einbauen zu lassen, das reduziert den Elektrosmog im Schlafzimmer – und Ihrem gesunden Schlaf steht nichts im Wege. Beim Hausbau sollten Sie von vornherein hinter dem Betthaupt keine Kabel verlegen lassen. Brauchen Sie Licht am Bett, führen Sie die Leitungen seitlich an das Bett heran und verwenden Sie für die Lampen Schukostecker. Wer auf Heizdecken nicht verzichten kann und diese nicht gegen Wärmflaschen mit Baumwollbezug oder Kirschkernkissen tauschen möchte, sollte sie vor dem Schlafengehen auf alle Fälle abschalten. Sonst können Sie das Energiefeld empfindlich stören.

NATÜRLICHKEIT

Benutzen Sie im Schlafzimmer nur Naturfasern und betten Sie sich in Baumwoll- oder Seidenbettwäsche in den Farben Ihres Jahreselements. Sind Sie beispielsweise im Jahr des Feuer-Hahns geboren, ist grüne und zart rosé-farbige Bettwäsche sinnvoll. Seide ist für die Haut am angenehmsten, deshalb eignet sich Seidennachtwäsche ausgezeichnet. Große Blumen oder gestreifte Muster sind zu empfehlen. Alle, die im Jahr der Erde geboren sind, können zarte Apricotfarben, Rosé oder Orange für Ihre Bettwäsche wählen. Streichen Sie die Wände apricot, kann es in Verbindung mit dem Bild eines Sees über Ihrem Betthaupt und einem Strauß Pfingstrosen bei älteren Ehepaaren zu Untreue kommen. Leben Sie allerdings allein, werden Sie bald einen Partner finden.

Wer Holzböden im Schlafzimmer hat, sollte kein Laminat verlegen lassen. Wischen Sie auf jeden Fall den Boden jede Woche feucht durch, besonders unter dem Bett. Teppichböden reinigen Sie am besten mit einem Staubsauger, der einen HEPA-Filter besitzt. Gerade bei Teppichböden sollten Sie darauf achten, dass sie aus Baumwolle oder andere Naturmaterialien bestehen und ohne Klebemittel verlegt sind.

FARBEN

Farben für Ihr Schlafzimmer lassen sich an dieser Stelle nur allgemein klären. Bei einer Feng-Shui-Beratung werden viele Faktoren einbezogen, also nicht nur Ihre persönlichen Elemente zugrunde gelegt, sondern auch die Himmelsrichtung, in der Ihr Schlafzimmer liegt, und die Lichtverhältnisse.

Alle Pastelltöne, insbesondere Eierschalentöne, helles Magenta, Rosa, Lindgrün und Zartbeige, sind zu empfehlen. Vermeiden Sie Schwarz und tiefes Blau, dunkle Grüntöne und leuchtendes Rot. Streichen Sie die Decke hell und meiden Sie dunkle Farben, damit Ihr Energiefeld nicht gedrückt wird.

HARMONISCHE FORMEN

Entfernen Sie alles, was spitz ist, aus Ihrem unmittelbaren Umfeld und runden Sie hervorstehende Ecken und Kanten ab!

Zu diesem Zweck können Sie Kristalle und Windspiele aufhängen oder Bänder von den Kanten der Schränke oder Kaminvorsprünge fallen lassen. Denken Sie daran, dass alles, was eckig und spitz ist, Blockaden erzeugt. Jeder, der sich schon einmal an scharfen Ecken und spitzen Kanten gestoßen hat, weiß ein Lied davon zu singen. Wählen Sie deshalb runde, harmonische Formen.

Wenn Sie in einem Jahr des Feuers oder Holzes geboren wurden, ist die Form Ihres Kopfteiles möglicherweise hoch aufragend und in der Vertikalen betont. Sind Sie im Jahr des Metalls oder Wassers geboren, wählen Sie ein rundes und geschwungenes Kopfteil. Wer in einem Jahr der Erde geboren worden ist, sollte ein gerades Kopfteil, betont in der Horizontalen, haben. Apropos Kopfteil: Ein solides Kopfteil ist eine gute Voraussetzung für eine stabile Beziehung!

SCHLAF-LITERATUR

Lassen Sie die Atmosphäre im Schlafzimmer nicht durch Bücher bestimmen. Wenn Sie dort Bücher haben, dann überlegen Sie, welche Literatur zu den Themen des Schlafes und der Liebe passen. Schließlich ist das Schlafzimmer kein Lesezimmer und auch keine Bibliothek. Bücher können in dem einen oder anderen Fall auch im Keller gelagert werden. Sollten Sie keinen anderen Platz für Ihre Bücher finden, so ist Ihnen, vom Standpunkt des Feng Shui gesehen, anzuraten, die Bücher hinter Schranktüren aufzubewahren. Sichtbare Bücher machen unruhig und nervös.

Ein Professor aus Wiesbaden war wegen Unstimmigkeiten in der Ehe in die Bibliothek gezogen. Nach Überprüfung aller Feng-Shui-Aufgabenstellungen war klar, dass er große berufliche Schwierigkeiten haben musste. Er war nach eigenen Angaben kurz vor dem »Durchdrehen«. Die Schuld hatten in seinem Fall die chaotisch verteilten Bücher und die Flut der Informationen, die von den Buchrücken ausging und ihre Wirkung nachts entfaltete. Schließlich fühlte er sich wie gerädert, konnte letztendlich seinem Beruf nicht mehr nachgehen. Ich riet ihm zu einem Umzug ins eheliche Schlafzimmer. Nicht nur seine Frau fand dies wunderbar, er arbeitet heute wieder und ist vollkommen gesund!

PFLANZEN

Stellen Sie in Ihrem Schlafzimmer keine großen Pflanzen auf. Die meisten Pflanzen verbrauchen nachts Sauerstoff! Für den

Schläfer ist das alles andere als förderlich. Eine kleinere Pflanze, eventuell mit roten Blüten der Liebe, kann für das Beziehungsglück segensreich sein. Allerdings gilt auch hier die Regel: Die Pflanze steht erst mindestens zwei Meter vom Schläfer entfernt am richtigen Platz. Anders verhält es sich bei kleinen Blüten, die Sie Ihrem Liebsten und er Ihnen auf Ihrem Nachtschränkchen zukommen lässt. Solche Aufmerksamkeiten einer wachsamen Liebe brauchen jeden Tag frisches Wasser, insbesondere vor dem Zubettgehen; Sie können das Bett mit Blüten in Herzform dekorieren, wenn Sie Ihren Partner überraschen wollen.

BILDER

Achten Sie auf die Aussage und den Sinngehalt von Bildern. Gönnen Sie sich ausschließlich solche, die einen aufbauenden Charakter haben, beispielsweise ein Landschaftsbild. Ein Künstler ist im Allgemeinen mit seinen Bildern weit über ihre Herstellung hinaus verbunden. Seine ganze Gefühlswelt zum Zeitpunkt der Entstehung des Gemäldes ist in dem enthalten, was Sie sehen. Achten Sie auf die Aussage und den Sinngehalt von Bildern und Skulpturen! Gönnen Sie sich ausschließlich Bilder, die einen aufbauenden Charakter haben. Bilder von Landschaften mit Bergen, Flüssen, Wiesen und Wäldern wirken ausgleichend auf den Schläfer. Wichtig: Die Harmonie von Bildern und Farben wirkt sich auch dann noch aus, wenn die Augen längst geschlossen sind.

Bilder, die unvollkommene Körper zeigen, oder gar Grausamkeiten, ersetzen Sie durch Bilder mit friedlichem und aufbauendem Inhalt. In jedem Fall sollte man das Bild eines glücklich lächelnden Paares im Schlafzimmer haben.

MUSTER

Alle Muster mit Längsstreifen erzeugen *Holzenergie* und passen zu Menschen, die in einem Jahr des Holzes oder Feuers geboren wurden. Besonders Vorhänge im Osten, Südosten oder Süden eines Hauses können solche Muster haben. Wer in einem

West-, Nordwest- oder Nordraum schläft und zum Element Metall gehört, benötigt runde Muster oder solche mit Spiralen. Erdmenschen hingegen sollten auf Karos oder Querstreifen in Nordost- oder Südwesträumen achten. Beachten Sie auch, dass diese Hinweise ebenfalls für Ihre Bettwäsche gelten. In Kinderzimmern gilt in jedem Fall: Je weniger, desto besser! Muster von Raketen, wilden Tieren oder Sciencefiction-Figuren bringen Unruhe und lassen Kinder nervös werden. Je mehr Muster, desto unruhiger der Schlaf! Unsere Kinder schlafen nicht nur sehr gut, sie sind auch ruhig und ausgeglichen, weil sie weder Muster in der Bettwäsche noch in den Gardinen haben.

Hin und wieder sehe ich Felle und Hirschgeweihe im Schlafzimmer. Alles, was von toten Tieren stammt, sollten wir aber als Yin-Chi betrachten und im Schlafbereich vermeiden.

DAS LICHT

Licht spendet Lebensfreude! Tageslicht ist künstlichem Licht vorzuziehen.

Sie sollten gut sehen können, was sich in Ihren Schränken befindet. Lampen, vor allem, wenn sie Spitzen aufweisen, die auf den Schläfer deuten und über der Mitte des Betts hängen, sollten sofort abgenommen werden. Sanfte Beleuchtung ist im Schlafzimmer ein unbedingtes Muss.

Wollen Sie die Zartheit Ihres Wesens, die Gefühle des Herzens und Ihre Haut in bestem Licht erscheinen lassen, empfehle ich, beispielsweise eine Salzkristalllampe aufzustellen. Der sanfte Lichtschimmer wird Sie begeistern und Ihren Teint angenehm in Erscheinung treten lassen.

DIE MATRATZE

Die Matratze sollte Paare nicht trennen. Nehmen Sie also entweder eine durchgehende Matratze oder zwei Matratzen, die keine erkennbare Trennung aufweisen.

Ein typisches Feng-Shui-Heilmittel bei Eheproblemen ist ein rotes Band in Feng-Shui-Maßen. Binden Sie dieses rote Band um beide Matratzen und verknoten Sie es doppelt.

Geeignete Feng Shui-Bandmaße sind 360 cm, 405 cm, 450 cm, 490 cm und 535 cm.

DIE SCHLAFPOSITION

Zunächst ein paar Worte zur Schlafposition. Wenn Sie sich auf die linke Seite drehen, drücken Sie Ihr Herz, liegen Sie auf dem Bauch, schränken Sie Ihre Atmung ein, drücken den Magen und verspannen die Nackenmuskulatur. Die Rückenlage ist am besten geeignet, sie führt allerdings gelegentlich zum Schnarchen. Durch Schnarchen kann Sauerstoffmangel im Gehirn entstehen, der ebenfalls von Nachteil ist. Schnarchen stört also nicht nur den Partner, es kann auch zum Atemstillstand führen. Schlafen Sie daher mit leicht angewinkelten Beinen auf die rechte Seite und legen Sie eine Dinkelrolle unter Ihr linkes Knie, damit die Wirbelsäule gerade liegt.

KRAFT SAMMELN

Selbst die beste Schlafrichtung hilft Ihnen nur wenig, wenn Sie nicht auch weitere Gesichtspunkte berücksichtigen:

- Beachten Sie, dass Sie weder auf Störzonen der Erde noch auf den Kreuzungspunkten der kosmischen Gitterzonen schlafen.
- Schlafen Sie auch nicht an der Wand zum Bad und seinen Abwasserleitungen oder an einer Wand, auf deren anderer Seite ein Elektroherd steht. Schlafen Sie nicht über einem Heizungskeller, weil sich darin ein Öltank oder Brenner befindet.

Die beste Maßnahme ist, solche Plätze zu meiden und einen anderen Schlafplatz zu finden. Alles andere sollten Sie in einer Feng-Shui-Beratung klären.

DUFT

Nur fünf Tröpfchen des wohltuenden Duftes der Rose im Duftlämpchen öffnen das Herz und stimmen das Gemüt sanftmütig. Die Rose ist die »Königin der Düfte« und weckt die zarten Gefühle der Liebe. Vielleicht haben Sie auch Lust auf aphrodisierende Düfte für die Liebe, dann wählen Sie Ylang-Ylang, Vanille oder Patschouli in homöopathischer Dosierung.

Beachten Sie: Ein Zuviel kann den Effekt ins Gegenteil verkehren!

HALBEDELSTEINE IM SCHLAFZIMMER

Probieren Sie einmal, vier rund geschliffene Rosenquarze in die Ecken des Raumes zu stellen, die Liebe und Stabilität symbolisieren, oder legen Sie sie jeweils an die Füße Ihres Bettes. Überprüfen Sie mit der Einhand-Rute oder mit dem Arm-Muskel-Test, ob die Maßnahme zu einem positiven Ergebnis führt.

Reinigen Sie Ihre Steine wöchentlich entweder unter fließendem, kaltem Wasser oder legen Sie sie ab und an über Nacht in Salz ein, das Sie danach natürlich nicht mehr in der Küche verwenden.

Für einen guten, tiefen Schlaf können insbesondere Menschen, die in einem Jahr der Erde oder des Metalls geboren sind, Halbedelsteine unter das Kopfkissen oder auf den Nachttisch legen. Das können zum Beispiel Amethyst, Topas, Hyazinth, Saphir, Jade, Rutilquarz oder Zitrin sein.

17
DIE ERNÄHRUNG

Die Nahrung bestimmt unser Schicksal! Die meisten Menschen erkennen den Wert der Gesundheit leider erst dann, wenn sie bereits krank sind.

Jeder Mensch ist ein einheitliches Ganzes. Es ist unerlässlich, in der Nahrung Yin und Yang ausgewogen zu halten, um die Gesundheit zu bewahren. Schon Lao-tse beschrieb das Prinzip der organischen Veränderungen und der wechselseitigen Wirkungen von Yin und Yang. Yang bedeutet Aufwärtsbewegung, aus sich heraus gehen, Aufgehen, Wärme, Licht und Schnelligkeit. Jede Abwärtsbewegung, Kälte, Dunkelheit und Ruhe gehören zum Yin.

Yin und Yang verdrängen sich gegenseitig. So ist es z. B. im Sommer sehr heiß, das heißt, dass das Yang auf seinem Höhepunkt angekommen ist, dann folgt der Umkehrprozess. Yin verdrängt das Yang, es wird im Herbst kühler. Im Winter erreicht das Yin bei großer Kälte seinen Höhepunkt, darauf folgt Yang, es wird wärmer, der Frühling kommt.

Wenn die Chinesen von einer Fehlsteuerung im Bereich des Energieflusses reden, dann meinen sie damit eine Störung des Prinzips von Yin und Yang. Diese Begriffe bedeuten auf dem Gebiet der Traditionellen Chinesischen Medizin wie auch auf dem Gebiet des klassischen Feng Shui ein Zuviel bzw. ein Zuwenig, aber auch eine Über- bzw. Unterfunktion. Westlich betrachtet sind die beiden Begriffe vergleichbar mit dem Minus- und Pluspol, der Gegensätzlichkeit von Tag und Nacht, Wärme und Kälte, Sonne und Regen, Fülle und Leere, innen und außen. Gesundheit ist ein ausgewogenes Zusammenspiel beider Polaritäten.

Yin	Yang
kalt	warm
feucht	trocken
weich	hart
flüssig	fest
Unterfunktion	Überfunktion
Untertemperatur	Fieber
chronisch	akut

Ob der Leibarzt von Goethe, Wilhelm Hufeland, der die *Makrobiotik* aus der Erkenntnis von Yin und Yang in die Ernährung einführte, oder der Japaner George Oshawa, der eine wahre Gesundheitsbewegung in Gang setzte: Ihnen und vielen anderen ist es zu verdanken, dass wir uns heute viel gesünder als früher ernähren können. Die Erkenntnisse sind vorhanden, sie müssen nur genutzt werden, um die Gesundheit zu wahren.

Meiden Sie Extreme jeder Art. Deshalb gilt es, weder zu heiße (Yang) noch zu kalte (Yin) Speisen zu sich zu nehmen und nur mäßig zu essen. Übermäßiges Essen verstopft das Verdauungssystem und führt zu zähem Chi-Fluss.

Yin und Yang im Gleichgewicht zu halten bedeutet, dass die Aufnahme von Nahrung und deren Ausscheidung in einem ausgewogenen Verhältnis stehen. Bevor wir morgens essen, ist der Stuhlgang unerlässlich. Dem Aufbau und der Regeneration von Gewebe muss die Ausscheidung vorangehen, damit sich der Körper der Gifte und Abfallstoffen entledigt. Einige Nahrungsmittel wie Bananen, Äpfel, Mango, Feigen, Ananas, Apfelsinen, Zitronen, Kiwi und Grapefruit wirken kühlend. Auch Gurken, Tomaten, Sellerie, Rettich, Kohlrabi, Kohl, Karotten und Kartoffeln haben Yin-Eigenschaften. Im Sommer sind Getränke wie Pfefferminz-, Chrysanthemenblüten- und Ginsengtee sowie Weißwein in Maßen richtig, um die innere Hitze zu kühlen. In heißen Ländern ist auch Reis ein gutes Mittel, Yin in die Nahrung zu bringen und den Körper zu kühlen.

In Europa essen viele Menschen Salat und wissen nicht, dass sie damit ihr Chi abkühlen und somit leichter frieren. Wenn Sie zum Frieren neigen, gilt es in erster Linie, die kalten Nahrungsmittel und im Winter insbesondere Salat und Bananen zu reduzieren. Stattdessen benötigen Sie gekochte Nahrung! Wer am Abend einen Wein zum Aufwärmen braucht, sollte Weißwein meiden und stattdessen lieber Rotwein trinken. Rotwein hat wärmende Yang-Eigenschaften. Natürlich können Sie auch Ingwertee mit Süßholz, Yogi- oder Fencheltee zum Wärmen nutzen.

Folgende Tipps sollen all diejenigen helfen, die an einem Mangel an Vitalität, Antriebs- und Abwehrschwäche und niedrigem Blutdruck leiden. Greifen Sie zu Yang-Nahrungsmitteln, die den Körper wärmen und das Chi des Organismus aufbauen. Das können sein: Lauchsuppe, lang gekochte Hühnersuppe, Ingwerbrühe, Lauchgemüse, Frühlingszwiebel, Rettich, Fenchel, Kürbis oder Süßkartoffel. Wer gern Fleisch isst, kann zu gekochtem oder gebratenem Hammel, Lamm, Ziege oder Rindfleisch greifen. Getreidefans sollten Yang mit Buchweizen, Süßreis, Amaranth, Grünkern und Hafer in den Speiseplan bringen. Achten Sie bei der Auswahl Ihrer Nahrungsmittel auf die Jahreszeit und Ihr momentanes Wohlbefinden. Yang-Nahrungsmittel schützen vor allem bei Kälte im Winter. Yin-Nahrungsmittel nehmen Sie bevorzugt in der warmen Jahreszeit zu sich, auch wenn Sie unter »Hochdruck« stehen, gestresst sind und sich nervös fühlen.

Wenn man sich dem Erd-Rhythmus, dem natürlichen Tag- und Nachtzyklus der Erde anpasst, verhält man sich immer gesundheitsbewusst. Die Nachtphase ist nach chinesischer Auffassung Yin und benötigt Ruhe. Die Tagesphase ist Yang und verlangt nach Aktivität und Nahrungsaufnahme. Alles, was nach 18 Uhr verspeist wird (bei nachtaktiven Menschen später), wird zum Teil unverdaut ausgeschieden, zum anderen Teil wird das Blut übersäuert, sodass es zu gichtigen Ablagerungen in den Gelenken, zu Morgenmüdigkeit und geschwollenen Augen am Morgen kommen kann. Gehen Sie vor 23 Uhr zu Bett und stehen nicht vor 6 Uhr morgens auf, wenn sich das beruflich einrichten lässt – dann sind Sie mit den Rhythmen von Tag und Nacht im Einklang.

Wer seine Nahrung achtsam zu sich nimmt, wird in jedem Fall mehr Gesundheit erlangen als andere. Dazu gibt es die *Chang Ming*, taoistischen Empfehlungen, die zu langem Leben und Gesundheit verhelfen. Diese Ratschläge sind umfassend und beginnen damit, dass wir täglich Nahrungsmittel zu uns nehmen sollten, die natürlichen Ursprungs sind, um das Gewebe nicht zu verschlacken. Wenn wir aufhören zu essen, noch bevor wir satt sind, fördert das die Gesundheit. Lassen Sie sich beim essen Zeit und machen Sie Pausen. Essen Sie nur, wenn Sie Hunger haben. Anders ist dies bei Diabeteskranken, sie benötigen öfter kleinere Häppchen. Ihr Arzt wird Ihnen dazu die nötigen Informationen geben. Wenn Sie essen, sollten Sie Ihre körperlichen Reaktionen auf Lebensmittel beobachten.

Wenn Sie eine Lebensmittelallergie, eine Unverträglichkeit, entwickelt haben, wird möglicherweise der Puls rasen, es kann zu Schweißausbrüchen oder Juckreiz kommen. Kinder können hyperaktiv werden. Es gibt zahlreiche Fehldiagnosen, nur weil eine Nahrungsmittelunverträglichkeit nicht erkannt wurde. Gehen Sie zum Arzt und lassen Sie sich testen.

Wie bereits erwähnt, möchte ich Sie noch einmal dazu ermuntern, mehr zu trinken. Besonders ältere Menschen trinken oft nicht genug. Die Gedächtnisleistung sinkt, wenn wir uns nicht ausreichend mit Wasser versorgen. Trinken Sie, wann immer Sie Durst haben, über den Tag verteilt, zirka anderthalb Liter Wasser ohne Kohlensäure. Jede Art von Kohlensäure führt zur Übersäuerung. Auch zwanzig Minuten lang abgekochtes Wasser ist zu empfehlen, es reinigt und durchfeuchtet den Körper besser als kaltes. In keinem Fall sollten Sie Wasser oder andere Getränke trinken, die Sie gerade aus dem Kühlschrank geholt haben.

Nehmen Sie sich beim Essen Zeit, jeden Bissen gründlich zu kauen, und sprechen Sie Ihren Dank für die erhaltene Nahrung aus. Wir sprechen immer ein kleines Tisch-Gebet, sodass die Kinder schon früh an diese Rituale gewöhnt sind. Auch wenn Sie allein leben, gewöhnen Sie sich Rituale an und verwöhnen Sie sich. Ich habe dies immer getan, als ich allein lebte. Mit schönen Garnierungen richtete ich mir allabendlich einen wahren Augenschmaus an, den ich in aller Ruhe genoss. Ich hatte keinen Fernseher, und so konnte ich ohne Ablenkungen genießen. Ein mit Liebe zubereitetes Essen, schön angerichtet bei Tisch, fördert die Verdauungssäfte und die Vorfreude auf das Essen.

Nur: Essen allein ist nicht die Mutter der Weisheit. Wie jeder gute Motor muss auch unser System gereinigt und ab und zu generalüberholt werden. Von Zeit zu Zeit ist es nötig, den Körper zu entlasten und eine Fastenzeit einzulegen. Sprechen Sie mit Ihrem Arzt darüber. Schon der römische Schriftsteller Valerius Maximus, der im 1. Jahrhundert lebte und der sehr alt geworden ist, sagte:

»Die Mäßigkeit ist ein Baum, dessen Wurzel Genügsamkeit heißt und dessen Früchte Gesundheit und Zufriedenheit sind.«

Lassen Sie mich Ihnen mit auf den Weg geben: Gesund zu bleiben erfordert, dass unsere »Lebensbatterie«, die mindestens 120 Lebensjahre hält, durch mäßiges Essen und Trinken, gutes Atmen, positives Denken, gutes Raum-Feng-Shui und viel Bewegung an der frischen Luft immer wieder aufgeladen wird. Wenn Sie mehr zu diesem Thema erfahren wollten, lesen Sie mein Buch »Beauty Feng Shui«.

Wer darüber hinaus noch etwas für sich tun möchte, sollte sich Informationen über den Ling-Zhi-Pilz zukommen lassen. Er ist ein wirkungsvolles Antioxidans im Kampf gegen freie Radikale und wird erfolgreich eingesetzt bei chronischer Bronchitis, Asthma, der Senkung des Cholesterinspiegels, bei Tumorerkrankungen und zum Schutz der Leber. Er ist in der Traditionellen Chinesischen Medizin das Mittel Nummer 1, wenn es darum geht, dem Alterungsprozess entgegenzuwirken. Fragen Sie Ihren Arzt! Die Adresse für weitere Informationen finden Sie im Anhang.

Wer in seinem äußeren Umfeld und von innen her meine Ratschläge befolgt, wird seine Gesundheit erhalten können. Jetzt fehlt Ihnen nur noch die Pflege und Verjüngung der Haut unter energetischen Aspekten. Es gibt viele biologisch wirksame Lotionen und Cremes. Eine davon ist meiner Ansicht nach ein Juwel: Ich kann Ihnen die *»Qi-pur«*-Kosmetikserie empfehlen, die aus hochwirksamen und reinen Bestandteilen besteht. Sie beruht auf der Grundlage der Traditionellen Chinesischen Medizin.

18
ENERGIE DURCH BEWEGUNG FREISETZEN

Strahlende Gesundheit und langes Leben können Sie durch Bewegung fördern. Dazu gibt es eine Vielzahl von Möglichkeiten. Ich selbst lernte in China Tai Chi kennen, und es hat mich begeistert. Allmorgendlich kann man die Chinesen in Parks oder auf den Gehwegen in Gruppen zusammenstehen sehen, wenn sie ihre Tai-Chi-Übungen praktizieren. Ein Kofferradio ist schnell eingeschaltet, dann ertönt leise Tai-Chi-Musik vom Band. Wer zu spät erscheint, beobachtet, an welcher Stelle der Übungsfolge die anderen angelangt sind, und klinkt sich mit seinen Bewegungen nahtlos ein. Ich empfand das als besonders schön, da ich mich als Ausländerin damit als Teil der chinesischen Gemeinschaft fühlte. Wir alle wogten, atmeten und bewegten uns, während Rikschas an uns vorbeifuhren. Auf dem Unigelände ging es morgens schon zu wie in einem Bienenschwarm, nur mit dem Unterschied, dass überall Bewegung in Stille zu sehen war. Bereits um 5 Uhr morgens traf man verschiedene Gruppen bei ihren Übungen an, die entweder mit Tai Chi oder Qi-Gong beschäftigt waren. Jeder freie Platz, jede Wiese war belegt. Eine Stunde später dann traf man sich in der Mensa, der Unterricht konnte dann um 8 Uhr beginnen.

Körperübungen waren schon immer Teil der chinesischen Kultur und wurden als Ausdruck von Gefühlen, zur Erhaltung der Gelenkigkeit und Gesunderhaltung ausgeführt. Ich selbst hörte vom Klostervorsteher des lila Tempels im Wudanshang-Gebirge, er sei sterbenskrank ins Kloster gekommen und erfreue sich nun bester Gesundheit. Grund für seine Genesung waren nach eigenen Agaben in erster Linie die Übungen. Jede einzelne Bewegung erfordert Aufmerksamkeit und Konzentration auf Details, um letztlich eine Gesamtharmonie zu erreichen. So wird der Geist geklärt, und die harmonische Dynamik der Bewegung macht es möglich, das körperliche Gleichgewicht der Kräfte zu erhalten.

Bei einer Feng-Shui-Beratung in Zagreb lernte ich den Qi-Gong-Meister Dr. Branco Dolenic kennen. Mit seinen 66 Jahren wirkte er äußerst dynamisch, jung und aktiv. Seine Gesichtshaut war straff, rosig und feinporig. Sein Körper wirkte vollkommen elastisch und kraftvoll. Ich hatte das Vergnügen, mit ihm gemeinsam Qi-Gong-Übungen zu praktizieren. Wie alles, was mit Energie zu tun hat, sehen die Übungen leicht aus. Herr Dolenic fragte mich am dritten Tag, als wir bereits zweimal miteinander geübt hatten, ob ich denn schon Muskelkater hätte. Ich musste gestehen: Ja! Das sei gut, meinte er, denn die Übungen seien sehr intensiv gewesen, obwohl sie leicht wirkten. Ich selbst fühlte schon nach kurzer Zeit ein straffendes Gefühl in meinem Körper, alle Lebensgeister waren aktiviert. Obwohl es draußen kalt war und ich bei der Ankunft fröstelte, fühlte ich schon am dritten Tag Wärme in mir. Ich brauchte weniger Kleidung und drehte auch die Heizung runter. Die Energie in mir war enorm!

Vielleicht haben Sie nun Lust bekommen, sich einer Tai-Chi- oder Qi-Gong-Gruppe in Ihrer Nähe anzuschließen. Wenn nicht, dann schauen Sie sich vielleicht nach einer Gruppe um, die Verjüngungsübungen, Hui Chun Gong, praktiziert. Im Huasan-Kloster und im Kaiserpalast des alten China wurde das Geheimnis der Verjüngungsübungen lange gehütet, bis sich Meister Gong dem Westen öffnete und die Übungen preisgab. Über Tausende von Jahren hinweg diente Hui Chun Gong einerseits der Vervollkommnung der Anmut, andererseits aber auch der Gesunderhaltung und Behandlung von Krankheiten. Diese Art der Übungen wurde erstmals um 1100 v.Chr. in der Chou-Dynastie praktiziert, damals war diese Bewegungsfolge neu und hatte mit den vormals straffen Bewegungen nichts mehr gemein. Vielmehr wurden die Bewegungen sanfter und lustvoller. Die Fünf Elemente – Wu Hsing – sind die Grundlage dieser verjüngenden Übungen. Wenn Sie bereits Tai-Chi-Übungen kennen, werden Sie Ähnlichkeiten in der Bewegungsausführung feststellen können, denn die kaiserlichen Verjüngungsübungen sollen der Ausgangspunkt für Tai Chi gewesen sein.

Ob Sie sich für die einen oder die anderen Übungen entscheiden, bleibt Ihnen überlassen. Gemeinsam ist allen Übungen, das Atmung und Bewegung mit der Konzentration des Geistes Hand in Hand gehen. Als Vorbereitung empfehle ich Ihnen, lockere Kleidung anzuziehen und allen Metallschmuck abzulegen. Schaffen Sie sich eine Atmosphäre von Frieden und Ruhe. Wenn Sie die Übungen zu Hause ausführen, lüften Sie zuvor Ihre Räume oder gehen Sie nach Möglichkeit auf den Balkon, die Terrasse, den Garten oder in einen Park. Die beste Zeit für die Übungen ist nach dem Aufstehen, zwischen 6 und 7 Uhr morgens, und am Abend. Schauen Sie nach Möglichkeit in die Richtung der Morgen- bzw. Abendsonne, wenn Sie mit Ihren Übungen beginnen und lächeln Sie! Sanfte, langsame und fließende Bewegungen sollten Ihr Leitbild sein. Legen Sie die Übungen in jeden Fall vor die Einnahme Ihrer Mahlzeiten.

Glauben Sie mir: Das *Sheng-Chi,* die innere Kraft des menschlichen Organismus, ist unermesslich groß und kann mit Übungen jederzeit aktiviert werden.

Probieren Sie es selbst aus!

Ich wünsche Ihnen alles Gute, Gesundheit, Glück und ein gutes Feng Shui! Nehmen Sie die Erkenntnisse dieses Buches mit auf den Weg. Wie sagte doch der Weise Chang-tzu: »Ein Weg entsteht, indem man ihn geht.«

BÜCHER

Thema Feng Shui

Beauty Feng Shui – Die acht Säulen der Schönheit
Olivia Moogk, Silberschnur Verlag, 1999

Feng Shui – Neun erfolgreiche Strategien für Gewinner
Olivia Moogk, Silberschnur Verlag, 2000

Olivia Moogks Glückskarten – Ihr persönlicher Ratgeber
Olivia Moogk, Silberschnur Verlag, 2002

Haare gut – alles gut. Im Ambiente von Wind und Wasser
Olivia Moogk/Frank Brormann, Silberschnur Verlag, 2002

Business-Feng-Shui – der Interieur-Faktor für Ihren Erfolg
Olivia Moogk, Silberschnur Verlag, 2003

Olivia Moogks Feng Shui-Kalender 2004 – Erfolg mit den 28 Mondhäusern
Feng Shui Institut Moogk, Oktober 2003

Qi-Gardens – Gärten gestalten mit Feng Shui
Olivia Moogk und Barbara Sörries-Herrnkind, Silberschnur Verlag, 2004

Feng Shui Plus
Joanna Trevelyan, Augustus Verlag, 1999

Geheimsymbolik des Feng Shui
Olivia Moogk, Silberschnur Verlag, 1999

Der große Feng Shui Ratgeber
Olivia Moogk, Silberschnur Verlag, 2. Aufl. 2002

Weiterführende Literatur

Das Tao von Körper und Seele
Helen Lee, Verlag Wunderlich, 2001

Chi Lebenskraft
Chao-Hsiu-Chen, Verlag Peter Erd, 1995

Befreite Bahnen
Dr. Paul Dennison,
Verlag für Angewandte Kinesiologie
Freiburg im Breisgau, 1984

Energiepflanzen im Haus
Eva Katharina Hoffmann, Panta Rhei Verlag, 1997

Das große Lexikon der Heilsteine, Düfte und Kräuter
Ohne Autor, Methusalem Verlag, 2000

Verborgene Kräfte der Pflanzen
Mellie Uyldert, Irisiana Verlag, 1993

Standort als Risikofaktor
Internationaler Arbeitskreis für Geobiologie e.V.,
Reichel Verlag, 1994

Johann Grander
Susanne Dobesch, Uranus Verlag, 2001

Auf der Spur des Wasserrätsels
Hans Kronberger, Siegbert Lattacher, Uranus Verlag, 2002

Das Plocher Energie System
Ernstfried Prade, Bio Energetik Verlag, o.J.

Elektrosmog
Dominik F. Rolle, AT Verlag, 2003

Erdstrahlen und Wasseradern
Kurt Simon, Panta Rhei Verlag, 1997

Hui Chun Gong
Monnica Hackl, Irisiana Verlag, 1999

Feng-Shui-Beratung
auf internationaler Ebene und Ausbildung bis zum Expertengrad in kleinen Studiengruppen
Internationales Feng Shui Institut Moogk
Breslauer Straße 2B
D-65307 Bad Schwalbach

Kinesiologie
Institut für Angewandte Kinesiologie Freiburg
Zasiusstraße 67
D-79106 Freiburg

Feng-Shui-Möbel und Accessoires aus aller Welt
Betthimmel, energetische Farben
Casa Solarte in Breisach bei Freiburg
www.casasolarte.de

Pure Nature für die Schönheit
»**Qi-pure**« Asiatic Beauty Cremes Pur Nature
Anfragen über das Internationale Feng Shui Institut Moogk
E-Mail: fengshuimoogk@fengshuimoogk.de
Wir leiten Ihre Anfragen gern weiter.

Ling Zhi
Der Pilz des langen Lebens
Chinesische Ganzheitsmedizin
Sandkaulstraße 109
D-52062 Aachen

Dachverband der Bürger und Initiativen
zum Schutz vor Elektrosmog
Lindenweg 10
D-95643 Tirschenreuth
Tel. 09631-795736
www.buergerwelle.com

Bürgerinitiative Sendemast
Ransel-Wollmerschied e.V.
Weiseler Weg 5
D-65391 Lorch-Ransel
Tel. 06726-9648

Schiele Arzneibäder Fabrik
Kreislaufbadewanne und Zusätze
Industriestraße 8B
D-25462 Rellingen
Tel. 04101 – 34 2 39
Fax. 04101 – 33 4 68

Firma Aquapol Vertriebszentrale Deutschland
Umweltfreundliche Mauertrockenlegung
Ihrer Gesundheit zu Liebe
Bavariastraße 1
D-80336 München
Tel. 089 – 72 01 79 79
Fax. 089 –72 01 7978
www.Aquapol-Deutschland.de

Gesund wohnen, Biologische Bau- und Einrichtungsberatung
Dipl. Architektin Beate Rühl
Hochwaldstraße 25
D-61231 Bad Nauheim
www.gesund-wohnen.com

Einfrautheater
Brigitte Koischwitz
Am Hanig 15
D-35075 Gladenbach
Tel. 06462 – 7192

ÜBER DIE AUTORIN

Olivia Moogk erlernte nach ihrer Ausbildung zur Physiotherapeutin Traditionelle Chinesische Medizin und Feng Shui in China.

Seit dieser Zeit unternahm sie Studienreisen zu Meistern des Feng Shui wie Prof. Wang, Prof. Dr. Cheng; nach Hongkong zu Raymond Lo, zu dem australischen Architekten Howord Choy und zu Großmeister Yap Cheng Hai in England.

Sie ist gern gesehener Gast bei den Fernsehsendern RTL, Hessen Fernsehen, ZDF, Vox u.a, sowie Gast im Hörfunk, etwa bei HR 3 und SWR, ORF und Radio Antenne Düsseldorf.

Seit 1995 bildet sie Feng-Shui-Berater und -Experten aus, berät Privat- und Business-Kunden bei ihren Häusern und Firmen.

Seit Jahren bietet sie Beratungen und Seminarleistungen für führende Firmen wie Edeka, Beiersdorf, den Axel Springer Verlag, Lilly, Wella, Welonda oder AMC Deutschland an.

Ihre Feng-Shui-Bücher und ihr Wirken sind getragen von Hoffnung und Liebe zu den Menschen, die sie mit Begeisterung berät.

Die größten Menschen sind jene, die anderen Hoffnung geben können.

Jean Jaures